KB074853

사소하지만 굉장한
어른의 뇌 사용법

사소하지만 굉장한 어른의 뇌 사용법

가토 도시노리 지음

황세정 옮김

깜빡하는
당신을 위한
효율적인
두뇌 습관

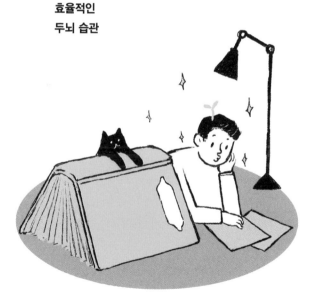

알에이치코리아

✦ 일러두기

   · 본문에 수록된 만화의 컷 내부는 일본과 한국의 제책 방식 차이가 있으므로
     우측에서 좌측으로 읽기 바랍니다.
   · 국내에 출간되지 않은 도서는 원서의 제목을 병기하였습니다.

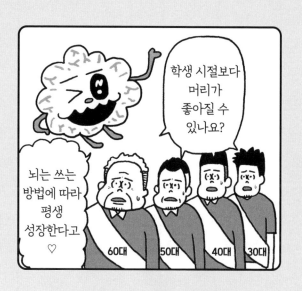

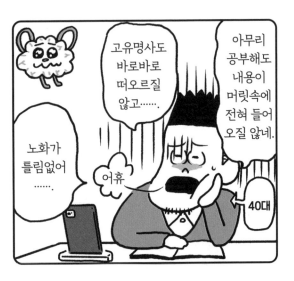

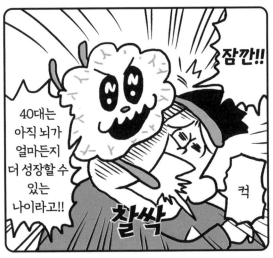

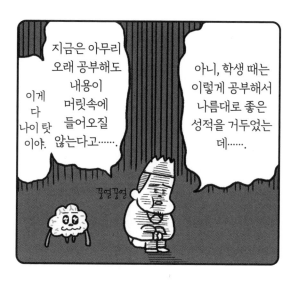

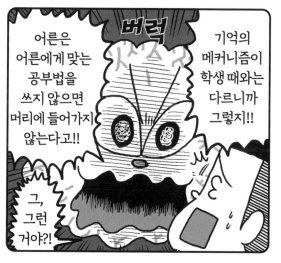

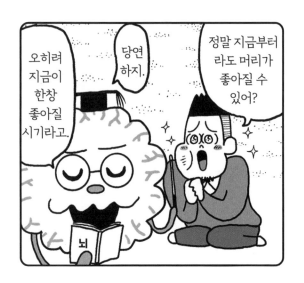

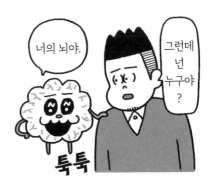

이 책은 공부를 다시 시작하고 싶어 하는 어른에게 희망을 주는 책입니다.

'어른이 되자 학생 때는 없던 배움에 대한 욕구가 생겨났다.'

'자격증을 취득하기 위해 새로운 분야를 공부 중이다.'

'이직을 위해 새로운 지식과 기술을 익히고 싶다.'

이 책에서는 이처럼 어른이 된 후 공부를 시작하는 사람들이 어떻게 해야 단시간에 새로운 지식을 뇌에 정착시킬수 있을지를 뇌과학적 측면에서 소개하려고 합니다.

어른에게 적합한 공부법을 소개할 때, 다들 하나같이 하는 말이 있습니다.

"나이를 먹으면 체력이 떨어지듯 뇌도 쇠퇴합니다. 학생

때보다 기억력이 떨어지고……. 그래서 지식을 자신의 것
으로 만드는 데에 시간이 걸립니다."

하지만 이 말은 첫 문장부터 잘못되었습니다.

여러분의 뇌는 학생 때보다 더 '좋은 상태'에 있습니다.
어른이 된 지금이 오히려 공부하기 가장 적절한 시기라 할
수 있습니다. 나이가 몇 살이든 간에 근력 운동을 하면 근
력이 향상되듯, 뇌가 성장할 수 있게 자극을 가하면 뇌의
기능도 나이에 상관없이 향상될 수 있습니다.

정보를 분석하고 이해할 때 작용하는 '초두정야'라 불리
는 부위는 인간의 뇌에만 있는 고차원적 기능을 담당하는
곳으로, 실제로 40대에 성장의 정점을 맞이합니다. 또한 실
행력이나 판단력을 관장하는 '초전두야'는 50대에 절정에
이릅니다. 건강한 사람은 85세가 되어도 초전두야가 위축

되는 현상이 나타나지 않으며, 설레는 마음으로 하루하루를 활기차게 보낼 수 있습니다. 뇌가 평생 성장을 멈추지 않는다는 것은 뇌과학적으로도 밝혀진 사실입니다.

"하지만 최근 들어 기억력이 감퇴한 것이 사실이다."

"50세가 넘어가자 새로운 일도 배우기 어려워졌고, 스마트폰 기종을 바꿀 때마다 익숙해지는 데에 시간이 걸리기 시작했다. 이러한 변화는 어떻게 설명할 건가."

그런 목소리가 들릴 것만 같습니다.

하지만 기억력이나 학습 능력의 저하는 모두 나이를 먹으면서 생기는 뇌의 노화가 원인이 아닙니다. 원인은 사람마다 다르지만, 어쩌면 여러분이 일을 열심히 한 나머지 뇌 사용법이 편중되어 버렸기 때문일 수도 있습니다. 또는 자신이 주로 쓰는 뇌의 경로만을 사용한 탓에 '뇌의 아저씨화' 현상이 일어나 뇌 전체의 기능이 떨어져 버렸을지도 모릅니다.

이 책에서는 현대인에게 흔히 나타나는 뇌 구조를 알아보고, 뇌의 성장 법칙에 따라 머리를 더욱 효율적으로 쓰기 위한 공부법을 알기 쉽게 설명합니다.

저는 이제껏 만 명이 넘는 사람들의 뇌 MRI 영상을 봐 왔습니다. 그 결과 10~20대의 젊은이나 70~80대의 고령자나 모두 뇌가 성장한다는 사실을 밝혀냈습니다.

뇌를 성장시키기 위해 대단한 노력이 필요하지는 않습니다. 중요한 것은 '이렇게 되고 싶어!', '○○을 하고 싶어!'라는 적극적인 마음가짐입니다. 이러한 마음가짐이야말로 뇌에 가장 강력한 에너지 드링크(영양분)로 작용합니다.

즉, '어른이 된 지금, 다시 제대로 공부하고 싶어'라는 생각으로 이 책을 집어 드신 분은 이미 에너지 드링크가 보급된 최상의 뇌 상태를 보유하고 있다는 뜻입니다.

게다가 '지금이라면 대학 강의를 좀 더 성실히 들을 텐데……', '그때 공부를 제대로 하지 않은 것이 후회돼'라는 생각마저 든다면 이는 여러분의 뇌 기능이 나이가 들면서 제대로 성장하고 성숙했다는 증거입니다.

지금 여러분의 뇌에는 성장 가능성밖에 없습니다!

사실 인간의 뇌는 나이를 먹을수록 세상만사에 더 관심을 보이는 특징이 있습니다. 어떤 일에 관심이 생기면 뇌 전체가 활성화되어 이해가 깊어지고, 이해가 깊어지면 더 큰 재미를 느끼게 되니, 이러한 성장의 선순환을 이룰 수만 있다면 백 세 시대를 한평생 즐겁게 살다 갈 수 있지 않겠습니까.

뇌의 성장은 몇 살이 되어도 계속 진행됩니다.

이 말을 명심하고, 인생에서 경험하는 모든 일을 뇌의 성장으로 연결해 나갑시다.

내과 의사·뇌 전문가 가토 도시노리加藤俊德

차례

10   들어가며

서장   어른에게는 어른의 굉장한 공부법이 있다

22   어른에게는 어른만의 공부법이 있다
24   중년의 뇌가 오히려 잠재력이 크다
31   어른의 뇌로 자신의 최고 기록을 수립할 수 있다

1장   어른 뇌의 굉장한 사용 설명서

38   뇌는 게으르고 싫증을 잘 내서 세뇌당하기 쉽다
40   뇌의 최전성기는 40대 후반부터 50대까지
44   뇌의 능력을 향상하는 열쇠는 뇌세포끼리의 팀플레이
46   여덟 가지 뇌번지의 특징을 이해하자
50   뇌번지 동료들

54   환경을 어떻게 조성하느냐에 따라 뇌번지의 생산성이 오르고 떨어진다

58   어른이 되면 학생 시절의 공부법을 리셋하라

61   정보를 살릴지 죽일지는 사장인 사고계 뇌번지가 정한다

64   사고계와 이해계의 관계성이 뇌의 성과를 좌우한다

67   체력이 부족하고 게으른 기억계 뇌번지가 일하기 쉬운 환경을 조성한다

70   기억력 향상에는 감정계와 전달계의 작용이 중요하다

72   운동계·시각계·청각계 뇌번지가 더 좋은 정보를 수집하려면

78   뇌에는 고속도로와 일반도로가 있다

82   뇌를 어떻게 사용하느냐에 따라 서툰 일도 잘할 수 있게 된다

86   머리 회전이 빠른 사람은 뇌의 고속도로가 발달해 있다

2장   어른의 뇌에 맞는 굉장한 기억력 향상법

92   어른이 되면 통째로 외우지 못하게 된다

96   아무리 플래그를 붙이고 밑줄을 쳐도 외워지지 않는다

99   뇌는 생사와 관련된 중요한 위기나 정보를 기억한다

104   희로애락을 통해 기억력이 단숨에 향상한다

108   해마는 두근거리고 설레는 긍정적인 감정에 속한다

112   '아하, 알겠다!' 하고 이해하면 기억에 남는다

116   반복해서 들어오는 정보는 장기 기억으로 전달된다

121   공부한 날 바로 복습하면 기억의 정착률이 향상된다

124   복습할 때는 교재 중간부터 시작한다

3장 어른의 뇌에 의욕을 불어넣는 굉장한 학습법

132 우리는 좋아하는 것만 보고 듣는다

138 외우고 싶은 지식과 조금씩 안면을 익혀 나간다

141 참고서를 훌훌 넘기다 '아는 부분'부터 시작한다

145 하루에 두 시간 공부하기보다 10분 공부를 12일간 이어 가자

150 '복습 노트'로 외우고 싶은 지식과 뇌를 연결한다

153 뇌 준비운동을 하면 오래된 기억도 쉽게 떠올릴 수 있다

157 75시간 동안 몰두하면 뇌번지의 작동법이 바뀐다

161 정보를 출력하는 단계를 염두에 두고 공부한다

166 외우고 싶은 내용에 감정을 실어 발표한다

4장 뇌번지의 특징을 활용한 굉장한 공부법

170 여성은 청각, 남성은 시각을 이용하는 공부법이 잘 맞는다

175 나는 시각파? 아니면 청각파?

178 음독을 이용한 청각 트레이닝은 필수

182 독서를 통해 다시 공부하고 싶을 때 효율적인 공부법

185 시간이 없는 사람은 자기 전에 청각을 이용해 공부한다

187 걷기 운동으로 뇌의 정보 처리 능력을 향상한다

190 취침 전 복습 후에는 스마트폰을 보지 않는다

5장 어른의 뇌 능력을 강화하는 굉장한 습관의 기술

196 뇌는 마감 기한을 좋아한다

201 싫증을 잘 내는 뇌를 위해 시점을 바꿔 본다

203 잘하는 사람을 따라 하면 습득 속도가 향상된다

206 공부를 시작하기 전에 5분간 참고서를 훌훌 넘겨본다

208 아침에 짧게 공부하고, 하루 동안 기억으로 정착시킨다

210 타인이 추천하는 공부법보다 자신이 관심 있는 일을 우선한다

213 문제 풀이보다 오답 정리에 시간을 들인다

215 도파민이 나올 때 기억의 정착률이 올라간다

217 공부하기 가장 좋은 시간은 일을 끝마친 직후다

220 공부하다 집중력이 떨어졌을 때는 시각계 뇌번지를 쉬게 한다

222 '연휴 후유증'은 뇌가 '좋은 변화'를 겪고 있다는 증거다

224 아침에 평소와 다른 시각에 출근해 보자

226 평소에 잘 쓰지 않는 손으로 양치질을 해 보자

229 스마트폰 사용으로 뻑뻑해진 안구를 움직이는 트레이닝

232 뇌가 게으름을 피우지 않도록 스마트폰 앱의 위치를 바꾼다

234 나가며

240 연령대별 뇌 사용 설명서

기억력이나 학습 능력 저하가 나이 탓이 아니라는 게 정말이야?

 그럼, 정말이지.

하지만 실제로 새로운 정보를 학생 때만큼 잘 기억 하지 못하는데?

 혹시 학생 때와 똑같은 방법으로 공부하고 있어? 그러면 안 돼.

그게 무슨 뜻이야?

 학생과 어른은 뇌의 메커니즘이 전혀 다르다고.

뭐?!?!?!

어른에게는 어른의 굉장한 공부법이 있다

어른에게는 어른만의
공부법이 있다

'학생 때는 내용을 통째로 잘만 외웠는데, 어른이 되고
나니 아무리 외워도 머릿속에 남질 않아.'

여러분 중에는 어른이 되고 나서 자격증 취득이나 승진
시험, 어학 점수 등을 위해 공부를 시작한 사람도 있을 것
입니다. 하지만 막상 학생 때처럼 공부를 시작해 보았다가
어른이 된 자신의 저하된 학습 능력에 깜짝 놀라 그만 '나
이 탓'을 하고 있지는 않으십니까.

'기억력이 떨어졌네. 나이를 먹었으니 별수 없나.'

만약 여러분이 그런 변명을 하며 학생 때와 똑같은 방법으로 공부하고 있다면 정말 아까운 일을 하고 계시는 것입니다.

왜냐하면 고등학생 때까지의 나와 어른이 된 이후의 나는 뇌를 쓰는 방식이 전혀 다르기 때문입니다. 안타깝지만 어른이 되고 나면 학생 때와 똑같은 방법으로 공부해도 공부에 쏟은 시간만큼의 효과를 얻지 못합니다.

어쩌면 오히려 학생 때 성적이 좋았던 사람이 '예전에는 이 방법으로 공부해서 시험을 잘 봤는데, 왜 지금은 그러질 못하는 거지?'라며 어른이 된 지금 자신의 공부법에 대해 고민하고 있을지도 모르겠습니다.

여러분이 현재 30대가 넘었다면 이제 과거의 영광은 내려놓고, 어른이 된 지금 자신의 뇌에 맞게 공부법을 바꿀 필요가 있습니다.

중년의 뇌가
오히려 잠재력이 크다

학생 시절 공부를 열심히 하지 않았거나, 공부에 재능이 없었다거나, 공부에 흥미를 전혀 느끼지 못했던 기억이 있습니까? 혹은 '학생 때 공부를 제대로 하지 않았던 게 몹시 후회돼. 지금이라면 대학 강의도 열심히 들을 텐데……. 어째서 그때 수업을 성실히 듣지 않은 걸까'라는 식으로 어른이 되고 나서 뒤늦게 배움에 대한 욕구가 생겨난 사람도 적지 않을 것입니다.

사실 이건 뇌과학적으로도 지극히 당연한 현상입니다.

저는 예전부터 뇌가 성인식을 치르는 나이는 서른 살이라고 말해 왔습니다. 뇌가 구조상 '어른이 되었다'라고 말할 수 있는 상태가 되는 시점이 서른 살이기 때문입니다. 물론 개인차는 있지만, 학생 시절의 뇌와 30대의 뇌는 앞서 언급했듯이 뇌를 쓰는 방식이 다릅니다.

뇌에 대해 잘 알지 못하면 젊은 시절, 즉 20대 정도까지의 뇌가 더 쌩쌩하게 잘 돌아가므로 학습 능력도 더 뛰어나다고 생각하기 쉽습니다. 하지만 그건 잘못된 생각입니다. 뇌의 작용을 보면 어른이 된 후의 뇌가 훨씬 뛰어나며, 기억력 · 판단력 · 결단력 같은 여러 측면을 따져봤을 때도 '어른의 뇌'가 '학생의 뇌'보다 뛰어납니다.

대전제로서 뇌과학적 측면에서 보자면 20대까지의 학생의 뇌는 기관으로서 미숙하고 발달이 덜 되어 있습니다. 즉, 뇌가 지닌 본래의 힘을 전혀 발휘하지 못하는 상태입니다.

뇌의 능력을 체력에 비유해 봅시다. 어렸을 때와 지금을 비교했을 때, 어느 쪽이 더 체력이 좋습니까? 당연히 어렸을 때지요?

저는 학생 때 운동에 한창 몰두해 있었는데, 그 당시에 압도적으로 체력이 좋았습니다. 아무리 뛰어다녀도 쉽게 지치지 않았고, 조금만 쉬어도 몸이 금세 회복되고는 했습니다. 하지만 체력은 좋았을지 몰라도 할 수 있는 일에는 한계가 있었습니다. 체력이 남아도는 다섯 살 아이라 해도 공을 시속 백 킬로미터의 속도로 던질 수는 없습니다.

육상이든 테니스든 야구든 축구든 간에 프로 스포츠 선수는 체력이 좋은 고등학교 시절이 아니라 어른이 된 이후에 전성기를 맞이합니다. 자신의 최고 기록을 내는 시기는 체력이 좋은 젊은 시절보다 어른이 된 이후인 경우가 많습니다.

뇌의 능력도 체력과 마찬가지입니다. 물론 젊은 시절에 뇌가 더 쌩쌩할 수는 있지만, 뇌가 진정한 능력을 발휘하는 시기는 어른이 된 이후입니다. 머리가 좋아질 기회는 어른이 된 이후에 더 많습니다.

뇌가 어른이 되는 서른 살을 기점으로 뇌의 기능이 점차 성장해 나가므로, 어른은 뇌가 지닌 본래의 능력을 발휘할 수 있게 됩니다. 그렇기에 학생의 뇌와 어른의 뇌를 비교하면 어른의 뇌가 더 뛰어납니다.

어른의 뇌는 공부하고 싶어 한다

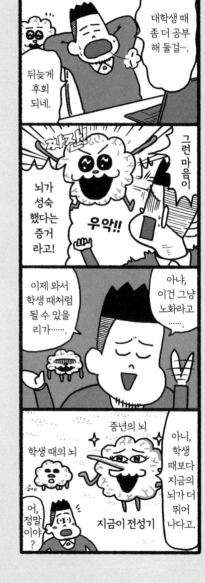

학생 때는 그렇게나 공부가 하기 싫고 지루하기만 했는데, 어째서인지 지금은 무언가를 '배우고 싶은' 마음이 들었다면 이제 무언가를 다시 배우기에 적합한 뇌가 되었다는 증거입니다!

만약 서두에 언급했던 것처럼 '예전에는 공부하고 싶은 마음이 전혀 들지 않았는데, 요즘은 무언가를 다시 배우고 싶단 말이지'라는 생각이 든다면 그것은 여러분의 뇌가 제대로 성숙했다는 증거입니다. 배우고 싶은 의욕은 뇌에 진수성찬과도 같습니다. 이 기회를 놓치지 말고, 지금 여러분의 뇌가 기꺼이 움직여 줄 만한 공부법을 익힌다면 그야말로 호랑이에게 날개를 달아 주는 격입니다.

'하지만 실제로 기억력이 나빠졌다고요! 이게 다 나이 탓 아니겠어요?'라고 생각하는 사람도 있을 것입니다.

그러나 이는 어른에게 적합한 방법으로 뇌를 사용하지 않아 기억력이 떨어졌다고 착각하는 것뿐입니다. 뇌과학적으로 확실히 밝혀진 사실이지만, 기억력은 나이가 든다고 해서 나빠지지 않습니다.

기억력의 메커니즘에 대해서는 2장에서 다시 설명하겠지만, '기억력이 나빠졌다'라고 느끼는 까닭은 뇌가 이미 어른의 뇌로 바뀌었는데도 여전히 학생 때와 같은 방법으로 뇌를 사용하고 있기 때문입니다. 규칙이 바뀌었는데도 여전히 낡은 규칙을 고수한다면 아무리 노력해도 좋은 결과를 얻을 수 없습니다.

그렇기에 우리는 먼저 어른의 뇌를 어떻게 다루어야 하는지, 그 사용 설명서를 제대로 이해할 필요가 있습니다. 바뀐 사용 설명서에 맞게 뇌를 사용하면 앞으로 살면서 배움의 깊이가 더 깊어지거나 새로운 분야에 관한 지식을 더 쉽게 배울 수 있게 됩니다.

어른의 뇌
사용 설명서

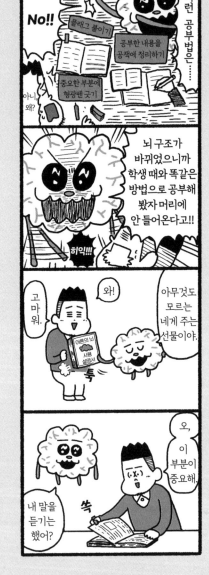

'학생의 뇌'와 '어른의 뇌'는 구조적으로 많은 차이가 있습니다. 아무리 열심히 공부해도 내용이 머리에 잘 들어오지 않는다고 느끼는 사람은 어른의 뇌를 제대로 사용하는 방법을 모르는 것일 수도 있습니다.

어른의 뇌로
자신의 최고 기록을
수립할 수 있다

다음 페이지의 사진은 당시 80세의 나이에 사장으로 근무했던 남성의 뇌 MRI 사진입니다. 검게 찍힐수록 그 부위가 활발히 작동하고 성장하고 있다는 뜻입니다.

이 남성은 70대에 처음으로 춤을 배우기도 하고 바둑 단증을 취득하는 등 꽤 활동적인 편이었지만, 80세에 접어들자 운동을 관장하는 부위(저는 이것을 운동계 뇌번지라고 부릅니다만, 자세한 내용은 뒤에 다루겠습니다)가 쇠퇴한 것이 보였습니다.

뇌는 평생 성장한다

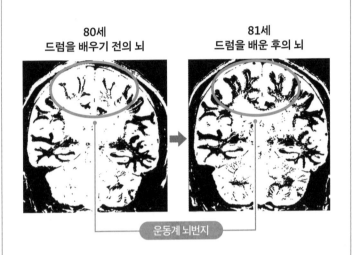

80세
드럼을 배우기 전의 뇌

81세
드럼을 배운 후의 뇌

운동계 뇌번지

80세가 넘어서도 성장하는 부위는 운동계 뇌번지만이 아닙니다. 건강한 고령자의 초전두야는 위축이 거의 나타나지 않습니다. 실제로 100세가 넘은 뒤에도 뇌가 성장한 사례가 있었습니다.

저의 이러한 진단 결과를 듣자마자 그 남성은 드럼을 배우기 시작했고, 집에서도 연습을 게을리하지 않았습니다. 그러자 일 년 뒤에 다시 찍은 뇌 MRI 사진에서 운동계 뇌번지의 검은 부분이 늘어나 해당 부위가 성장했다는 사실을 눈으로 확인할 수 있었습니다. 이처럼 올바르게 접근하면 뇌는 80세부터라도 성장할 수 있으며, 성장 속도도 10대 젊은이에 뒤지지 않습니다.

앞서 말했듯이 어른의 뇌는 프로 스포츠 선수처럼 단련할 수 있습니다. 백 미터 달리기나 마라톤 같은 육상 경기뿐만 아니라 수영이나 스피드 스케이트 등, 스포츠의 세계에서는 체력이 좋은 고등학생 시절이 아닌 20대 이후, 또는 30세가 다 되어서야 선수 개인의 최고 기록이 나오고는 합니다. 나이가 들면서 떨어지는 체력을 훈련 방식이나 전략, 정보력, 기술력 등으로 보완하고 종합적인 능력을 향상해서 10대 시절보다 더 좋은 기록을 수립한다고 볼 수 있습니다.

뇌의 세계도 이와 마찬가지입니다.

어린 시절의 뛰어난 암기력을 서서히 잃어가는 만큼 우

리는 다른 방법으로 여러 가지 일들을 기억해 나갈 수 있습니다. 오히려 뇌의 종합적인 능력은 어른이 더 뛰어나므로 어른에게 알맞은 뇌 사용법을 통해 부족한 암기력을 보완해 나간다면 누구나 어릴 때보다 더 현명해질 수도 있습니다.

또 42쪽 이후에 설명하겠지만, 뇌세포의 엘리트 집단인 초뇌야가 활약하는 30대 이후가 되면 학생 때 이해하지 못했던 어려운 일도 이해하고 흥미를 느낄 수 있게 됩니다. 그런 어른이야말로 오히려 공부하기에 최적인 시기입니다. 몇 번이나 말하지만, 어른일수록 공부하지 않으면 아깝습니다.

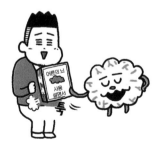

학생이었을 때의 뇌보다 지금의 뇌가 종합적인 능력이 뛰어나다는 사실은 알았지만, 역시 잘 이해가 가지 않아!

 뇌의 각 부위는 저마다 맡은 역할이 있는데, 넌 먼저 그 역할에 대해 알 필요가 있어.

알아. 해마 같은 거 말이지?

 오, 해마는 알고 있구나. 그럼 해마가 게으른데다 혼자서는 움직이지 못한다는 것도 알아?

게으르다고?

 그래. 그리고 사람은 자신이 좋아하는 일이나 잘 알고 있는 일이 아니면 제대로 보거나 듣지 못한다는 것도 혹시 알고 있어?

?!?!?!

어른 뇌의
굉장한
사용 설명서

뇌는 게으르고
싫증을 잘 내서
세뇌당하기 쉽다

어른의 공부법에서 가장 중요한 점은 뇌의 규칙을 따르는 것, 그리고 뇌에 좋은 환경을 마련하는 것입니다. 이 두 가지가 무엇보다 중요합니다.

그러기 위해 먼저 뇌 전체의 특성을 알아봅시다. 뇌는 매우 섬세하고 복잡한 기관이지만, 한편으로 매우 단순한 면도 있습니다. 알면 알수록 친근하게 느껴지는 기관입니다. 이 책에서는 서두에서도 등장한 브레인 군이 어른의 뇌를 설명해 나갑니다. 우선 브레인 군의 성격을 파악해 봅시다.

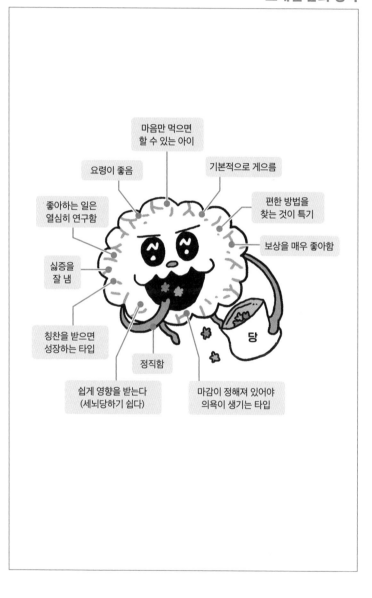

마음만 먹으면
할 수 있는 아이

요령이 좋음

기본적으로 게으름

좋아하는 일은
열심히 연구함

편한 방법을
찾는 것이 특기

보상을 매우 좋아함

싫증을
잘 냄

칭찬을 받으면
성장하는 타입

정직함

쉽게 영향을 받는다
(세뇌당하기 쉽다)

마감이 정해져 있어야
의욕이 생기는 타입

당

뇌의 최전성기는
40대 후반부터 50대까지

좋아하는 일만 하고 싶어 하지만 싫증을 잘 내고, 보상이 있다는 사실을 알면 더 힘을 내는 것이 뇌의 본질적인 성격으로, 이는 누구에게나 적용되는 특성입니다. 이러한 기본적인 성격을 바탕으로 어른이 될수록 그동안 거쳐 온 환경이나 직업, 인생 경험 그리고 뇌 활용법에 따라 뇌가 개성적으로 성장해 나갑니다. 그러다 보니 뇌에도 점차 주인을 닮은 표정이나 개성이 나타납니다.

25쪽에서 뇌가 성인식을 치르는 시기를 30세라 했지만,

뇌과학적인 관점에서는 그때 뇌의 성장이 끝나는 것이 아닙니다.

뇌는 평생 계속해서 성장합니다. 죽을 때까지 미완성이라 해도 될 정도입니다.

그리고 많이 사용하는 부위가 성장한다는 것 또한 뇌의 특성 중 하나입니다. 그래서 나이가 들면서 취미의 대상이 바뀌거나 업무상 요구되는 기술이 바뀌면 뇌의 형상도 그에 맞춰 점차 변화합니다.

제가 이제껏 만 건이 넘는 뇌 MRI 영상을 봐 온 경험을 토대로 말씀드릴 수 있는 사실은 뇌가 개성을 더욱 발휘하는 시기가 30대 이후라는 점입니다. 인간의 뇌는 취직, 승진, 결혼 등 인생의 여러 단계를 밟으며 새로운 자극을 많이 받는 시기에 급격히 성장합니다.

그리고 사람들이 대부분 40대 이후에 뇌의 기능이 급격히 떨어진다고 느끼는 듯하지만, 실제로는 정반대입니다. 뇌는 이 시기에 쇠퇴하지 않고 성장하며 오히려 전성기를 맞이합니다.

중년 이후가 되어야 공적으로나 사적으로나 수없이 고심

해서 결정을 내린 그간의 경험을 양분 삼아, 새로이 배우는 재미를 느끼거나 어려운 이야기를 이해하거나 복잡한 문제를 해결하거나 불편한 상대와 소통하거나 하는 뇌의 고차원적인 기능이 숙성되는 것입니다.

뇌 안에는 특히나 복잡한 정보를 처리하는 뇌세포의 엘리트 집단이 있습니다. 저는 이것을 '초뇌야超腦野, Super Brain Area'라고 부릅니다. 그중 기억이나 이해를 담당하는 '초측두야超側頭野'는 30대에 절정에 달합니다. 시각이나 청각을 통해 들어온 정보를 바탕으로 분석과 이해를 처리하는 '초두정야超頭頂野'는 40대에 절정에 이릅니다. 실행력이나 판단력을 관장하는 '초전두야超前頭野'는 50대에 절정을 맞이합니다.

이러한 뇌의 능력은 유전이 아니라 후천적으로 발달시킬 수 있는 것입니다.

즉, 뇌는 30~50대에 절정을 맞이하며, 그중에서도 45~55세가 뇌의 최전성기라 할 수 있습니다. 그야말로 무엇을 배우기 가장 좋은 시기입니다.

'그렇다면 55세 이후에는 내리막길인가'라는 걱정이 드는 분들도 계실 테지만, 안심하셔도 됩니다. 이 초뇌야가 절정을 맞는 시기에 뇌를 제대로 훈련해 두면 60대 이후에도 뇌가 계속 성장합니다. 즉 치매에 걸리지 않는 이상 여러분의 뇌는 죽을 때까지 더욱 똑똑해질 수도 있는 것입니다.

뇌의 능력을 향상하는 열쇠는
뇌세포끼리의 팀플레이

지금까지 어른이 될수록 더욱 공부하기 좋으며, 인간의 뇌 또한 평생 성장한다고 설명했습니다. 다만 뇌의 구조만 놓고 보면 어른의 뇌로 바뀌는 20세 무렵부터 뇌세포가 차츰 감소하므로 비록 완만하기는 하지만 뇌의 노화가 시작된다고도 말할 수 있습니다.

그러나 뇌세포가 감소한다고 해서 뇌가 성장을 멈추는 것은 아닙니다.

사실 인간의 삶에서 뇌세포가 가장 많은 시기는 한 살 미만인 유아기지만, 뇌는 오히려 말문이 트인 후부터 더 빠르게 성장합니다. 유아기가 지나면 뇌에 '생명의 원천'이라 불리는 아미노산 같은 물질이 증가하기 시작하면서 뇌세포의 성장을 돕습니다.

하지만 그것만으로는 충분하지 않습니다. 뇌세포의 수가 아무리 풍부해도 뇌세포를 서로 연결하는 정보 전달 회로의 네트워크가 취약하면 뇌를 기능적으로 작동시킬 수 없습니다. 뇌의 능력을 향상하는 요인은 뇌세포가 아니라, 네트워크의 발달입니다.

나이가 들면서 다양한 경험을 쌓다 보면 뇌에 자극이 가해지면서 뇌세포를 연결하는 네트워크가 확장되고, 더 나아가 뇌의 연계도 긴밀해집니다. 이러한 네트워크를 확장해 연계를 더욱 강화할 수만 있다면 뇌 기능을 후천적으로 향상하는 것도 가능합니다. 뇌의 네트워크와 연계를 강화하기 위해 먼저 뇌의 구조에 대해 알아봅시다.

여덟 가지 뇌번지의
특징을 이해하자

　뇌는 사회의 축소판 그 자체입니다. 뇌에는 무려 천억 개가 넘는 신경 세포가 존재하는데, 각 세포는 특화된 분야별로 집단을 형성해 뇌 안에 거점을 마련하고 있습니다. 회사로 치면 사장이 있고, 집행임원이나 비서가 있고, 영업 등 각 부서가 나뉘어 있는 것과 마찬가지입니다.

　저는 뇌 안에서 부서 같은 역할을 담당하는 부위를 각각의 역할에 따라 '뇌번지'로 명명했습니다. 이 책을 읽는 여러분이 백 세 시대를 잘 누릴 수 있도록 꼭 알아 두셨으면

하는 뇌번지는 다음의 여덟 가지입니다.

사고계 뇌번지 사고·의욕·상상력 등을 관장하며, 무언가를 생각할 때 작용한다.

이해계 뇌번지 눈이나 귀를 통해 들어온 정보를 이해한다. 모르는 내용을 추측해 이해하려 할 때도 작용한다.

기억계 뇌번지 무언가를 외우거나 떠올릴 때 작용한다. 정보를 축적해 두었다가 필요할 때 사용한다. 기억을 관장하는 해마 주위에 위치한다.

감정계 뇌번지 희로애락을 느끼고 표현한다. 평생 계속 성장하며, 늦게 노화된다는 특징이 있다. 뇌의 여러 부위에 위치한다.

전달계 뇌번지 커뮤니케이션을 통해 의사를 소통한다.

운동계 뇌번지 손·발·입 등 신체를 움직이는 일 전반에 관여한다. 뇌 안에서 가장 먼저 성장을 시작한다.

시각계 뇌번지 눈으로 본 영상이나 사진, 읽은 문장을 뇌에 축적한다.

뇌번지의 위치

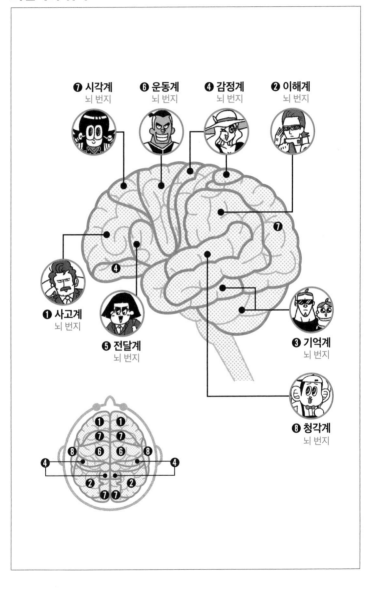

❼ 시각계
뇌 번지

❻ 운동계
뇌 번지

❹ 감정계
뇌 번지

❷ 이해계
뇌 번지

❼

❶ 사고계
뇌 번지

❹

❺ 전달계
뇌 번지

❸ 기억계
뇌 번지

❽ 청각계
뇌 번지

❶ ❶
❼ ❼
❽ ❻ ❻ ❽
❹ ❹
❷ ❷
❼ ❼

청각계 뇌번지　　귀로 들은 말이나 소리를 뇌에 축적하기 위해 작용한다.

저 같은 뇌 전문가가 실제로 사용하는 뇌의 지도에는 좌뇌와 우뇌에 각각 60개씩, 총 120개의 뇌번지가 기재되어 있습니다만, 그중에서도 중요한 뇌번지가 이 여덟 가지입니다.

각 뇌번지는 왼쪽의 도표처럼 좌뇌와 우뇌 양쪽에 걸쳐 있습니다. 좌뇌에 있는 뇌번지는 언어나 계산 등 논리적인 기능이 강하고, 우뇌는 직감이나 영감 같은 감각적인 기능이 강한 특징이 있지만, 여기서는 일단 넘어가도록 하겠습니다.

이 여덟 가지 뇌번지의 특성을 이해하고, 각 뇌번지의 연계를 강화해 자신에게 맞게 사용하다 보면 여러분의 학습 능력이 갈수록 성장할 것입니다. 그뿐만 아니라 삶을 끝마칠 때까지 여러분의 뇌를 점진적으로 성장시켜 나갈 가능성도 있습니다.

다음 페이지부터는 뇌번지의 특성을 쉽게 이해할 수 있도록 여덟 가지 뇌번지를 의인화하여 이들이 각각 뇌라는 조직 속에서 어떤 작용을 하는지 소개하겠습니다.

뇌번지 동료들

사고계 뇌번지

뇌번지 사장

뇌번지의 리더. 회사에 비유하면 사장 역할을 담당한다. 각각의 뇌번지에 지시를 내리고, 일을 시키는 능력이 탁월하다. 모든 뇌번지와 교류하지만, 그중에서도 특히 이해계·기억계 뇌번지와 연계하면 뇌의 능력이 향상된다.

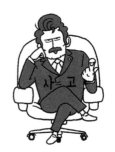

이해계 뇌번지

뇌번지의 현장 리더

현장의 리더 같은 존재. 사고계 뇌번지의 파트너이자 뇌의 정보 조사 기관 같은 위치에 있다. 청각계·시각계·기억계 뇌번지에서 들어오는 정보를 통합하고, 사고계 뇌번지와 상의해 정보를 취사선택한 후, 필요한 정보를 기억계 뇌번지로 보낸다.

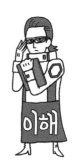

기억계 뇌번지

뇌번지의 기억 조정 역할

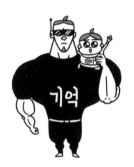

스트레스에 취약한 해마와 늘 함께 있으며, 혼자서는 움직이지 않는 게으름뱅이다. 모니터를 통해 다른 뇌번지를 관찰하고, 수집된 단기 기억에서 필요한 정보를 장기 기억으로 이동시킨다. 감정계·사고계·이해계 뇌번지와 친하다.

감정계 뇌번지

뇌번지의 여왕

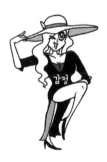

뇌번지 중에서 가장 노화가 느리며, 죽을 때까지 성장을 지속하는 특징이 있다. 뇌번지의 어둠의 보스 같은 존재. 기억계 뇌번지와는 이웃에 살아 사이가 좋으며, 감정계 뇌번지가 잘 작동하면 기억이 더 쉽게 정착한다.

전달계 뇌번지

뇌번지의 홍보 담당자

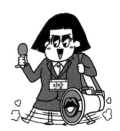

뇌의 홍보 담당자·보도관 같은 존재다. 기억계·이해계·운동계·청각계·시각계 뇌번지와 사이가 좋다. 전달계 뇌번지가 활약하면 게으른 기억계 뇌번지가 작용하기 시작한다. 참고로 좌뇌의 전달계 뇌번지는 뇌에서 가장 활발하게 작용한다.

운동계 뇌번지

뇌번지의 에너지원

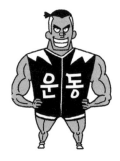

모든 뇌번지에 쓰이는 에너지의 원천이다. 운동계 뇌번지가 제대로 작용해야 다른 모든 뇌번지의 활력이 상승한다. 손·발·입 등을 움직일 뿐만 아니라, 사실 우리의 행동 일정도 관리하고 있다.

시각계 뇌번지

눈을 이용하는 정보원

눈으로 본 정보를 이해계·사고계·운동계·기억계 뇌번지에 전달한다. 좋아하거나 보고 싶은 것, 원래 알던 것을 우선해서 보려는 성향이 있다. 시각계를 단련하면 단시간에 얻을 수 있는 정보가 늘어난다. 피로하면 능력이 떨어지기도 한다.

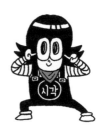

청각계 뇌번지

귀를 이용하는 정보원

귀로 들은 정보를 이해계·사고계·운동계·기억계 뇌번지에 전달한다. 좋아하거나 듣고 싶은 소리, 원래 알던 소리를 우선해서 들으려는 성향이 있다. 기억계 뇌번지는 시각계 뇌번지가 보내는 정보보다 청각계 뇌번지가 보내는 정보에 더 잘 반응한다.

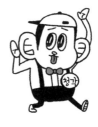

환경을 어떻게
조성하느냐에 따라
뇌번지의 생산성이
오르고 떨어진다

    회사에서도 모두의 주목을 받는 인기 부서와 비록 앞에 나설 기회는 적지만 뒤에서 묵묵히 다른 부서를 지원하는 부서가 있습니다. 이런 지원 부서가 없으면 회사가 돌아가지 않습니다.

    뇌도 마찬가지입니다. 여덟 가지 뇌번지가 각자의 역할을 제대로 수행하려면 뇌의 주인인 우리가 환경을 조성해 주어야 합니다. 이것이 평생 성장하는 뇌를 만드는 핵심입니다. 어느 한 사람에게 과도한 업무를 강요해도 안 되고,

늘 게으름을 피워 대는 사원을 방치해서도 안 됩니다. 뇌가 잘 작동하면 그 주인인 우리에게 돌아오는 보상도 커집니다.

말하자면 우리는 뛰어난 뇌번지로 구성된 주식회사 브레인의 감사인인 셈입니다.

우리는 뇌가 효율적으로 작동해 수익이 증가하고 있는지, 노력하는 만큼 성과가 오르고 있는지, 수지 현황을 지켜보면서 필요한 경우에는 궤도 수정을 촉구하는 역할을 맡고 있습니다.

뇌의 사장은 의사결정의 주축인 사고계 뇌번지입니다. 사장을 가장 잘 이해해 주는 파트너인 상무가 이해계 뇌번지입니다. 앞으로 나서는 경우는 거의 없지만, 기억계 뇌번지는 총무부장 같은 역할을 합니다. 이러한 사고계·이해계·기억계 뇌번지 셋이 주식회사 브레인의 톱 3입니다. 뇌에 들어온 정보를 바탕으로 세 명이 의견을 교환한 다음, 최종 결단은 사장인 사고계 뇌번지가 내립니다.

사장이 내린 결단을 파워포인트로 정리해 자료를 작성하거나 외부에 전달해야 할 때는 홍보 담당인 전달계 뇌번지가 나섭니다. 상황에 따라 톱 3에 냉정함을 요구하거나 반대로 이들을 투지에 불타오르게 하면서 주식회사 브레인을 뒤에서 조종하는 존재는 감정계 뇌번지입니다.

사내에서 정보를 수집하고 싶을 때는 현장에서 정보를 수집하는 영업 부문인 운동계·시각계·청각계 뇌번지를 부릅니다. 그들은 현장에 나가서 많은 것을 보고 들으며, 거기서 얻은 정보를 사고계·기억계·이해계 뇌번지로 전달합니다. 그러면 이 셋이 다시 상의를 거치는…… 이러한 과정이 반복적으로 이루어집니다.

제가 지금 반복적으로 이루어진다고 말했지만, 이러한 뇌번지 여덟 명도 브레인 군과 똑같이 기본적으로 게으릅니다. 당장에라도 농땡이를 치고 싶어 하지요. 뇌의 주인인 우리가 통풍이 잘되지 않는 등 일하기 힘든 환경을 조성하면 뇌번지는 지금 말한 것처럼 일하기가 싫어져 실수를 저지르거나 생산성이 떨어져 버립니다.

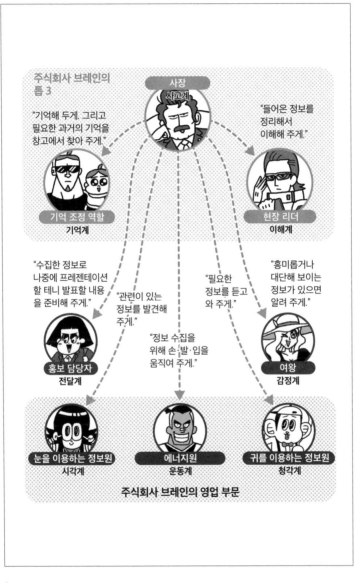

어른이 되면
학생 시절의 공부법을
리셋하라

뛰어난 경영 전략이 명확히 제시되어 있으면 현장에서 일하는 사람들도 고민하지 않고 업무에만 전념할 수 있듯이 대표의 결단이나 의사 표시는 매우 중요합니다. 뇌에서도 톱 3인 사고계·이해계·기억계 뇌번지가 힘을 합쳐 더 기능적으로 작동해야 다른 뇌번지 또한 작용하기 수월해져 뇌 전체의 기능이 향상됩니다.

어른의 공부법도 마찬가지입니다. 배운 내용을 머릿속에 제대로 새겨 넣고, 필요할 때 언제든지 꺼내어 쓸 수 있으려면 반드시 이 톱 3를 기능적으로 작동시켜야 합니다.

공부는 기억력과의 싸움입니다. 배운 내용을 기억하는 능력을 향상하려면 기억계 뇌번지를 단련하도록 훈련하는 편이 빠르지 않겠냐고 생각할 수도 있습니다. 하지만 이는 뇌를 크게 오해한 것입니다.

어른의 뇌에서는 기억계 뇌번지가 단독으로 작용하는 일이 거의 없습니다.

이것이 뇌에 관한 진실입니다. 어른의 기억력을 향상하려면 톱 3에 속하는 사고계 뇌번지와 이해계 뇌번지의 힘이 필요하며, 이 둘도 기억계 뇌번지의 힘을 빌려야만 사고와 이해를 할 수 있습니다. 그리고 기억계 뇌번지를 잘 작동시키려면 상담 역할인 감정계 뇌번지와도 긴밀히 연락을 취할 필요가 있습니다.

학생 때처럼 무조건 달달 외우는 학습법은 어른에게 맞지 않습니다. 그러한 방식은 학생 시절까지의 뇌에만 통용되며, 어른의 뇌에는 효율적이지 않습니다.

뇌번지는 서로 도움을 주고받는 관계에 있으며, 이들이 자신의 특기를 잘 발휘할 수 있도록 이끄는 것이 바로 감사인인 여러분이 해야 할 일이기도 합니다. 뇌번지가 각자의 특기를 잘 발휘할 수 있도록 뇌번지의 역할과 특징을 더 자세히 이해하고, 어떻게 해야 이들이 작용해 줄지 알아봅시다.

정보를 살릴지 죽일지는
사장인 사고계 뇌번지가 정한다

　운동계·시각계·청각계 뇌번지가 현장에 나가 수집해
온 정보를 자신을 위해 어떻게 활용할 것인가. 이를 최종적
으로 결정하는 것은 사고계 뇌번지입니다.

　사고계 뇌번지는 뇌를 회사에 비유했을 때 사장 같은 역
할을 한다고 설명했지요? 부탁할 일이 있을 때는 말단 사원
보다 사장에게 직접 부탁하는 편이 실현될 가능성이 크고,
일의 진행 속도도 월등히 빠릅니다.

　사고계 뇌번지를 먼저 움직이면 톱다운 방식으로 다른

뇌번지도 움직이기 시작합니다.

사고계 뇌번지는 오른팔인 이해계 뇌번지와 함께 뇌에 들어온 정보를 취사선택하고, 더 필요한 정보가 있으면 그것을 수집하러 가도록 시각계·청각계 뇌번지 등에 지시를 내립니다. 그리고 필요한 정보가 모이면 '언제까지 이것을 하자!'라고 의사결정을 내리고, 이를 누군가에게 전달하거나(전달계 뇌번지) 실제로 행동에 나서도록(운동계 뇌번지) 지시합니다.

저는 지금까지 만 명이 넘는 사람들의 뇌 MRI 사진을 봤는데, 개인 사업을 하거나 기업의 대표직을 맡은 분들은 대부분 사고계 뇌번지가 발달해 있었습니다. 의사결정이 빠르고, 답변을 질질 끌지 않고, 즉시 행동에 나서며, 새로운 기획이나 아이디어를 잘 떠올리는 사람은 사고계 뇌번지가 잘 작동하고 있다고 봐도 좋습니다.

반대로 할 일을 미루고 "언젠가 하려고 생각 중이야"라는 말을 입버릇처럼 하거나 즉답을 피하고 답변을 미루는 편이라면 사고계 뇌번지의 작용이 약해져 있을 가능성이 큽니다.

또 '자격시험이 있으니 공부를 시작하자'라거나 '시험까지 남은 기간을 따지면 이 속도로 공부를 해 나가면 되겠다'라는 식으로 계획을 세우는 것도 사고계 뇌번지가 하는 역할입니다.

시간이 부족한 어른이 효율적으로 학습해 나가려면 이러한 사고계 뇌번지의 작용이 매우 중요합니다.

게다가 사고계 뇌번지는 기억계 뇌번지와 깊이 연관되어 있기에 사고계 뇌번지가 잘 작용하면 언어적인 지식의 입출력도 원활해집니다.

"저기 그 방송 프로그램에 나왔던 그 배우가 말이야, 그 뭐냐 거기에 빠져 있다고 하더라고"라는 식으로 고유명사가 잘 떠오르지 않거나 생각이 날 듯 말 듯 할 때가 많다면 이는 나이 탓이 아니라 사고계 뇌번지가 일을 제대로 하지 않고 있다는 증거입니다.

사고계 뇌번지가 일을 제대로 하지 않는다는 느낌이 들 때는 하루를 시작할 때 그날 일정을 미리 세워보거나 가족이나 동료의 장점을 세 가지 찾아보는 훈련을 통해 사고가 원활해지도록 하는 것이 효과적입니다.

사고계와 이해계의 관계성이
뇌의 성과를 좌우한다

현실 사회에서도 뛰어난 리더는 십중팔구 유능한 오른팔을 거느리는 것처럼 뇌의 리더인 사고계 뇌번지도 파트너인 이해계 뇌번지의 보좌가 있어야만 잘 작용할 수 있습니다. 생각하려면 그 정보를 이해해야 하며, 이해하려면 생각해야 합니다. 이해와 사고는 서로 돕는 관계에 있지만, 최종 결정을 내리는 것은 사고계 뇌번지의 역할입니다.

이해하는 방법에 문제가 있으면 최종 결정에도 영향을 끼칩니다.

'이해한다'라고 한마디로 표현하긴 하지만 무언가를 이해하는 방법은 여러 가지입니다. 들은 것을 그대로 이해할 수도 있고, 누군가가 말하고자 하는 내용을 추측해서 이해할 수도 있으며, 알지 못하는 정보를 누군가에게 묻거나 인터넷으로 검색해서 이해할 수도 있습니다. 이러한 방법들이 여러 뇌번지를 작동시켜 결과적으로 뇌를 활성화합니다.

만약 깊이 생각하지도 않고 "이건 이거야!" 하고 단정 짓는 경향이 있다면 주의해야 합니다. 이런 경우 주로 이해계 뇌번지만을 쓰기 때문에 뇌번지의 팀플레이를 무너뜨리는 요인이 될 수 있습니다.

굳어 버린 이해계 뇌번지를 풀고 싶다면 방의 가구 배치를 바꿔보거나 출퇴근 경로를 바꿔보는 등 익숙한 풍경에 변화를 주어 보시기 바랍니다.

학생 때는 사고계 뇌번지와 이해계 뇌번지가 모두 충분히 발달하지 않습니다. 이 두 가지가 충분히 발달하는 시기는 20대 후반에서 30대 이후입니다. 나중에 다시 언급하겠지만, 어른이 된 후에 발달하는 사고계 뇌번지와 이해계 뇌번지야말로 어른의 공부에 꼭 필요합니다.

사고계 뇌번지와 이해계 뇌번지의 관계

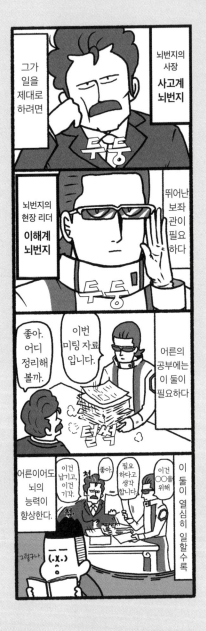

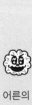

어른의 머리가 좋아지려면 사고계 뇌번지와 이해계 뇌번지가 최고의 파트너가 되게 해야 합니다. 늘 똑같은 일정에 맞춰 똑같이 행동하는 사람은 일상에 변화를 주어 뇌에 자극을 전달하는 것이 좋습니다.

체력이 부족하고
게으른 기억계 뇌번지가
일하기 쉬운 환경을 조성한다

톱 3의 한 축을 담당하는 기억계 뇌번지에 대해서는 2장에서 자세히 설명할 예정이지만, 기억계 뇌번지는 정보 제공자로서 24시간 쉬지 않고 백 오피스의 모니터 앞에서 다른 뇌번지가 일하는 모습을 모니터링하고 있습니다.

사고계·이해계 뇌번지가 무언가를 생각하거나 결단을 내리려 할 때는 과거에 경험한 일과 비교·검토하는데, 그때 과거의 기억을 꺼내어 정보를 제공하는 역할을 하는 것이 기억계 뇌번지입니다. 또 시각계·청각계 뇌번지가 보고 듣는 정보에 대해 "아, 그건 내가 관심 있어 하는 내용이야!"라거나 "그 사람과 만난 적이 있어!"라는 식의 정보를 제공하기도 합니다.

또 정보를 제공할 뿐만 아니라 뇌의 기억 중추인 해마에서 전송되는 기억을 정리·보관하는 것도 기억계 뇌번지가 맡은 중요한 역할입니다. 이러한 기억을 정리·보관하는 작업은 주로 수면 중에 이루어집니다.

많은 직무를 담당하고 있는 기억계 뇌번지는 늘 과로해서 피로해지기 쉽습니다. 장기간 사용하지 않은 기억은 보관 중인 사실조차 잊어버리기도 합니다. 또 기억계 뇌번지는 기본적으로 다른 뇌번지의 작용이 약해지면 잘 나서지 않게 되고, 이를 기회 삼아 점점 게을러집니다. 그러면 우리는 '기억력이 떨어졌다'라는 착각에 빠집니다.

게다가 기억 중추인 해마는 스트레스에 취약하므로 비교적 젊은 세대가 '요즘 건망증이 심해졌어'라고 걱정할 때는 스트레스가 원인인 경우가 많습니다. 해마를 비롯한 기억계 뇌번지의 작용을 개선하려면 평소에 스트레스를 쌓아두지 않도록 하는 것도 중요합니다.

기억계
뇌번지가
하는 일

특히 해마는 매우 약합니다. 꽃가루 알레르기 등으로 숨쉬기가 힘들어졌을 때도 해마의 기능이 저하될 수 있습니다. 기억계 뇌번지가 제대로 작동하려면 심신의 건강이 매우 중요합니다.

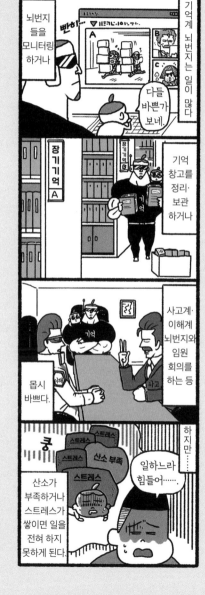

기억력 향상에는 감정계와 전달계의 작용이 중요하다

　뇌가 물이 든 주전자라면 감정계 뇌번지는 가스버너입니다. 감정이 고조되어 불이 강해질수록 주전자에 든 물은 끓어오르고, 뇌는 정신없이 바삐 움직입니다. 반대로 무언가를 냉정하게 생각하고 싶을 때는 가스버너의 불을 아주 약하게 줄여 두면 됩니다.

　하지만 감정계 뇌번지는 정보의 입출력에 모두 관여하느라 바쁘다 보니 애초에 불안정해지기 쉬운 환경에 놓여 있습니다. 감정이 불안정하면 생각이 잘 정리되지 않아 아무리 시간이 지나도 결단을 내리지 못하는 사태에 빠지기 쉽습니다. 그러므로 평소에 감정을 평온하게 유지하면 뇌번지 전체가 원활하게 작동하는 결과로 이어집니다.

출력 단계에서는 전달계 뇌번지가 활약합니다. 누군가와 대화로 소통할 때, 우리는 전달계 뇌번지를 써서 자기 생각을 정리해 답변하거나 자신의 의견을 밝히기도 합니다. 전달계 뇌번지가 발달하면 프레젠테이션이나 연설에서 청중의 마음을 사로잡을 수 있게 됩니다. 자기 생각을 소리 내어 말하거나 글로 정리하는 등 전달계 뇌번지를 의식적으로 사용해 출력하는 정보의 양을 늘릴수록 입력되는 정보의 질도 향상되는 장점이 있습니다.

감정계 뇌번지와 전달계 뇌번지를 잘 작동시키면 기억력이 강화되는 효과도 얻을 수 있습니다. 감정계 뇌번지와 기억계 뇌번지, 전달계 뇌번지와 기억계 뇌번지 사이의 네트워크를 저마다 잘 정비해서 활성화하면 공부의 효율도 올라갑니다.

운동계 · 시각계 · 청각계
뇌번지가 더 좋은 정보를
수집하려면

뇌의 성장에 꼭 필요한 것이 새로운 정보입니다. 사람은 걷거나 이동하거나 행동하면서 자극을 받고 거기서 정보를 얻습니다. 소설가 우노 치요(宇野千代)는 "행동하는 것이 곧 삶이다"라는 말을 했는데, 뇌의 작용이 바로 그렇습니다. 행동하지 않으면 뇌는 작동하지 않습니다.

뇌에서 행동을 관장하는 것은 운동계 뇌번지입니다. 손 발을 움직일 때만이 아니라 무언가를 보거나 들을 때도 근육이 움직이기 때문에 보고 듣는 것 또한 운동계 뇌번지의 역할입니다.

운동계 뇌번지는 '모든 뇌번지의 에너지원'입니다.

사실 인간의 뇌에서 가장 빨리 성장을 시작하는 부위가 바로 운동계 뇌번지입니다. 아기는 운동계 뇌번지의 혈류가 원활한 상태에서 태어납니다. 아기에게는 우는 행위도 전신 운동입니다. 그리고 손발을 버둥거리는 식으로 운동을 하면서 피부 감각을 통해 수많은 정보를 얻습니다. 그리하여 시각계 뇌번지의 혈류가 좋아지기 시작하고, 걸음마를 떼면서부터는 사고계 뇌번지도 작동하면서 차츰 성장해 나갑니다.

머리가 멍할 때는 일단 운동을 해 봅시다. 운동계 뇌번지가 행동을 일으키면 그에 반응하듯 시각계 뇌번지와 청각계 뇌번지 또한 작동하기 시작합니다. 걸을 때는 진행 방향에 위험한 것이 없는지 시각계 뇌번지가 확인하고, 턱을 발견하면 그곳을 잘 건너도록 운동계 뇌번지에 정보를 피드백합니다. 청각계 뇌번지도 마찬가지로, 자동차의 엔진 소리가 들리면 근처에 다가오는 차가 없는지 확인하도록 운동계나 시각계 뇌번지와 연계해서 작동합니다.

머리가
돌아가지
않을 때는
몸을 움직인다

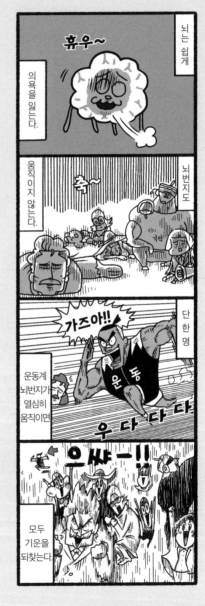

주식회사 브레인의 직원들은 농땡이를 치길 좋아합니다. 이들이 일을 잘하게 하려면 우선 몸을 움직이는 것이 중요합니다.

시각계와 청각계 뇌번지의 특징은 정보에 대한 선택성이 있다는 점입니다.

이미 알고 있는 것을 발견하는 능력이 탁월하기에 수많은 인파 사이에서 친숙한 사람의 얼굴이나 목소리를 분간해 낼 수 있습니다. 과거의 경험 등에 비추어 무언가를 자동으로 선택하는 일을 잘하므로 사고계 뇌번지로부터 '빨간 지붕이 있는 집을 찾아라'라는 지시를 받으면 빨간 지붕을 선택적으로 찾아낼 수 있게 됩니다.

이렇게 무언가를 찾아내는 능력을 활용하는 것도 어른의 공부법에 도움이 될 수 있으니 기억해 두세요.

또 뒤에서 다루겠지만, 정보 수집 담당인 시각계 뇌번지와 청각계 뇌번지의 능력은 대부분 동등하지 않고 차이가 납니다.

눈으로 보는 정보에 강한 사람이 있고, 귀로 듣는 정보에 강한 사람이 있습니다. 더욱 효과적으로 작용하는 쪽이 이해계 뇌번지로부터 신뢰를 받고, 이해계 뇌번지의 오른팔 노릇을 합니다.

눈으로 보는 정보를 이해하기 쉬운 사람은 시각계와 이

해계 뇌번지 사이의 네트워크가 원활해지고, 귀로 듣는 정
보를 이해하기 쉬운 사람은 청각계와 이해계 뇌번지 사이
의 네트워크가 활발해집니다.

지금까지 소개한 것처럼 뇌번지는 저마다 특성이 있고,
각 뇌번지의 관계성이 강해질수록 정보 전달 회로의 네트
워크가 활발해집니다. 이러한 뇌번지의 특성을 이용해 각
각의 네트워크를 강화해 나가는 것이 어른의 공부법에 다
가가는 지름길이라 할 수 있습니다.

시각계 뇌번지와 청각계 뇌번지

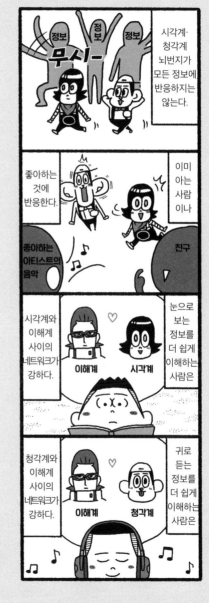

자신이 '눈으로 보는 정보에 강한 사람'인지, '귀로 듣는 정보에 강한 사람'인지는 176쪽에서 확인할 수 있습니다.

뇌에는 고속도로와
일반도로가 있다

사회인이 되면 대부분의 시간 동안 업무를 위해 뇌를 움직이게 됩니다. 그러면 영업직인 사람은 전달계 뇌번지, 연구직인 사람은 이해계 뇌번지, 비서는 기억계 뇌번지처럼 직업마다 자주 사용하는 뇌번지가 정해집니다. 그것 자체는 결코 나쁜 일이 아닙니다.

업무상 자주 사용하는 뇌번지의 네트워크는 예를 들자면 고속도로 같은 것입니다.

처리 속도도 빠르고, 익숙한 길이기에 스트레스도 적어

목적지까지 쾌적하게 갈 수 있습니다. 어른의 공부법에서도 이처럼 익숙한 길인 고속도로를 잘 활용해서 단시간에 효율적으로 학습할 것을 추천합니다.

하지만 여기에는 단점도 존재합니다. 현실에서는 가까운 곳을 급히 가야 하거나 먼 곳을 가야 할 때를 제외하고는 고속도로가 아닌 일반도로를 사용하지 않습니까. 그런데 원래 농땡이를 치길 좋아하는 뇌는 매일 하루에 여덟 시간 이상 고속도로화된 뇌번지를 사용하다 보면 그것이 기준이 되어 고속도로보다 꾸물꾸물 달려야 하는 일반도로를 이용하고 싶어 하지 않게 됩니다. 결국 사용하지 않게 된 일반도로는 점차 황폐해지다 못해 울퉁불퉁한 길이 되고 맙니다.

게다가 쾌적해야 할 고속도로마저 지나친 사용으로 차츰 낡아져, 최고 시속 120킬로미터로 달릴 수 있던 길이 언제부턴가 시속 80킬로미터 정도로밖에 달릴 수 없게 되어 동일한 목적지까지 가는 데에 더 오랜 시간이 걸리게 됩니다.

만약 여러분이 '요즘은 똑같은 작업을 해도 예전만큼 효율적이지 못해', '예전 같으면 진작 일을 다 끝마쳤을 텐데'라는 느낌을 받고 있다면 고속도로가 낡아 있을 가능성이 큽니다.

　일반도로가 있어야만 고속도로의 장점도 느낄 수 있습니다. 하지만 일반도로를 이용하지 않고 있으면 두 도로를 비교할 수 없게 되며, 고속도로가 낡아지고 있다는 사실조차 알아차리지 못하게 됩니다. 이 또한 '요즘 나이가 들어 그런지 기억력이 떨어진 것 같아'라고 느끼는 원인이 됩니다.

고속도로와 일반도로

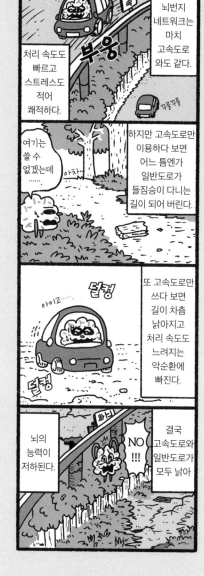

정보 처리 속도가 빠른 고속도로가 편리하기는 하지만, 그것만 이용하면 장점이 차츰 줄어듭니다. 서툴거나 익숙하지 않은 일을 하면서 일반도로를 이용하는 것 또한 중요합니다.

뇌를 어떻게
사용하느냐에 따라
서툰 일도
잘할 수 있게 된다

뇌의 MRI 사진을 보면 그 사람의 성격을 진단할 수 있을 만큼 뇌는 그 사람을 대변해 줍니다.

일상에서 자주 사용하는 뇌번지는 신경 세포 간의 네트워크가 강력하게 연결되어 있어 소통이 활발(고속도로화)합니다. 그 모습이 마치 물이나 비료를 준 식물이 자라나는 모습과 닮아서 저는 그것을 '뇌의 가지'라 부릅니다. 실제로 MRI 사진을 보면 뇌가 매우 활성화되어 있는 부분이 나뭇가지 같은 모양으로 찍힙니다.

스포츠 선수의 경우, 현역 시절에는 당연히 운동계 뇌번지의 가지가 도드라지게 발달합니다. 하지만 은퇴 후 해설가나 리포터 등으로 직업을 바꾸면 말할 기회가 늘면서 전달계 뇌번지가 발달해 그 부위의 가지가 뻗어 나갑니다.

　이런 사례에서도 알 수 있듯이 뇌의 가지는 환경에 따라서도 변하며, 자신이 의식하면 몇 살이든 간에 바뀌 나갈 수 있습니다.

　자신이 서툴다고 생각하는 일도 알고 보면 이제껏 그 일에 해당하는 뇌번지를 사용할 기회가 적었던 것뿐입니다. 그 뇌번지를 의식적으로 사용해 가지를 뻗어 나가면 서툴던 일도 잘하게 될 수 있습니다.

　제 지인 중에 마흔아홉 살에 치과 의사를 그만두고, 그 후 강연이나 집필 활동에 더 전념한 사람이 있습니다. 그는 원래 언변에 능한 사람이 아니라서 MRI 사진을 봐도 전달계 뇌번지가 쇠퇴했음이 명확해 보였습니다. 그래서 저는 글을 쓰거나 다른 사람 앞에서 말하는 기회를 늘리는 식으로 전달계 뇌번지를 단련하라고 그에게 조언했습니다.

　그로부터 삼 년이 지나 강연이나 집필 활동만으로 생계

를 유지할 수 있게 된 후에 그의 MRI 사진을 찍어 보았더니, 오른쪽 사진처럼 전달계 뇌번지의 가지가 뻗어나간 모습을 확인할 수 있었습니다.

여러분의 뇌도 지금은 어느 뇌번지의 가지가 약해져 있을 가능성이 매우 큽니다. 하지만 동시에 지금부터 그 가지를 비약적으로 성장시킬 가능성도 있습니다. 여덟 가지 뇌번지의 가지를 잘 성장시켜 남은 인생을 한껏 즐겨봅시다.

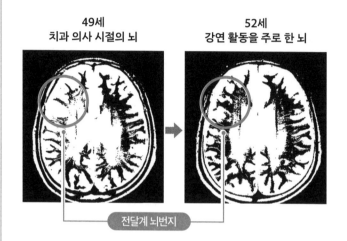

| 49세 치과 의사 시절의 뇌 | 52세 강연 활동을 주로 한 뇌 |

전달계 뇌번지

본인이 서툴다고 강하게 인식하는 일도 뇌 자체가 그 일을 서툴러하는 것은 아닙니다.

그 행위를 꾸준히 반복하면 뇌번지도 성장합니다. 뇌번지가 잘 작동하게 되면 본인도 더는 그 일에 서툴다는 느낌을 받지 않게 되고, 서툴렀던 일도 잘하게 됩니다.

머리 회전이 빠른 사람은
뇌의 고속도로가 발달해 있다

　뇌의 가지가 뻗어 나가는 과정에서는 어떤 일이 일어나고 있을까요. 조금 전문적인 이야기가 되겠지만, 뇌가 어떤 식으로 성장해 나가는지 상상할 수 있으면 공부할 의욕이 생길 수 있기에 조금 설명해 보려고 합니다.

　뇌번지 중에서 고차원적인 기능을 담당하는 곳을 대뇌라 부릅니다. 대뇌는 신경 세포로 구성된 '피질'로 덮여 있고, 그 안쪽에는 신경 섬유가 모여 있는 '백질'이 있습니다. 백질은 피질을 서로 연결하는 초고속 회선 역할을 맡고 있습니다.

우리가 무언가를 보고 들어 뇌에 정보를 보내면 백질이 뻗어 나가며 굵어집니다. 일방통행인 도로보다 4차선 대로를 차가 더 빠르게 통과하듯이 백질이 굵어질수록 뇌번지 간의 정보 교환이 빨라져 네트워크가 견고해집니다.

또 백질이 뻗어 나가 굵어지면 표면을 덮고 있는 피질 세포도 점차 성장해 표면적이 넓어집니다. 뇌의 가지가 잘 성장한다는 것은 바로 이러한 의미입니다. 사람들이 흔히 '뇌가 성장한다'라는 표현을 쓰는데, 실제로도 뇌에서 피질과 백질이 형태적으로도 변화하고 기능적으로도 성장하고 있는 것입니다.

뇌가 정보를 받아들일 만큼 피질과 백질이 모두 성장하면 뇌의 가지도 잘 자라나 뇌번지 간의 네트워크 또한 더욱 신속하고 원활해집니다. 머리 회전이 빠르다거나 똑똑하다는 말을 듣는 사람의 뇌가 바로 이렇습니다.

어른의 뇌는 원래 정보를 가장 좋아합니다. 하지만 뭐든지 나이 탓을 하며 배움을 포기하거나 타인과의 커뮤니케이션을 귀찮아하고 새로운 것을 시도하기를 꺼리면 이러한 네트워크가 차츰 둔화합니다.

그러다 어느 순간 정신을 차리고 보면 일반도로는 황폐해져 있고, 고속도로도 낡아져서 그동안 자신이 잘한다고 자부했던 일조차 예전만큼의 능력을 발휘하지 못하게 되고, 일을 제외한 다른 일은 전혀 할 줄 모르게 되거나 아무것도 하고 싶지 않아지는 '뇌의 아저씨화'가 일어나 버립니다.

30~50대는 머리를 좋아지게 할 수 있는 절호의 기회입니다. 이러한 시기에 여러분의 뇌를 아저씨화하지 않는 것이 무엇보다 중요합니다.

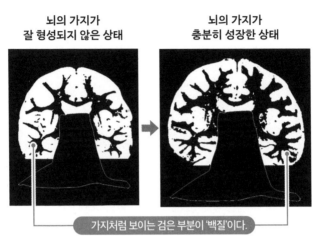

**뇌의 가지가
잘 형성되지 않은 상태**

**뇌의 가지가
충분히 성장한 상태**

가지처럼 보이는 검은 부분이 '백질'이다.

※아래쪽에 나무줄기처럼 보이는 부분은 일러스트로 추가한 것입니다.

위의 사진은 뇌의 신경 세포를 서로 연결하는 네트워크인 '뇌의 가지'가 정보를 받아들일 만큼 발달해 가는 모습을 MRI로 찍은 사진입니다. 그 모습이 나무 한 그루가 성장해 나가는 과정을 닮았는데, 가지에 해당하는 부분이 바로 '백질'입니다. 오른쪽 사진이 왼쪽 사진보다 더 많은 가지가 뻗어 있고, 각각의 가지도 더 굵습니다. 이러한 가지의 굵은 부분이 '고속도로', 가는 부분이 '일반도로'에 해당합니다.

뇌에 개성이 강한 뇌번지가 있다는 건 이제 알겠는데…….

 아직 믿음이 가질 않아?

그래도 역시 학생 때 기억력이 더 좋았던 것 같은데…….

 기억의 메커니즘이 학생 때와는 다르다고. 혹시 지금도 참고서에 플래그를 붙이거나 중요한 부분에 형광펜으로 밑줄을 긋거나 해?

그야 당연하지. 이제껏 그런 식으로 외워 왔으니까!

 어른의 뇌에는 그런 방법이 효과가 별로 없는걸.

?!?!?!

2장

어른의 뇌에 맞는
굉장한 기억력 향상법

어른이 되면
통째로 외우지 못하게 된다

　나이가 들면 "요즘 기억력이 부쩍 떨어져서 말이야", "뭘 외우려고 해도 잘 안 된단 말이지"라는 푸념을 하거나 들을 기회가 많아집니다. 몇 번이나 말하지만, 이건 잘못된 생각입니다. 어른이 되어도 기억력이 떨어지는 일은 없습니다.

　바뀌는 것은 기억과 관련된 뇌의 시스템입니다. 그 사실을 알아차리고 어른의 뇌 시스템에 맞게 공부법을 바꿔 나가면 앞으로 살면서 기억력을 탓할 일도 없을 것이고, 공부 효율도 몇 배나 올라갈 것입니다.

앞에서 언급했듯이 뇌가 성인식을 치르는 나이는 서른 살입니다. 들은 정보를 그대로 흡수할 수 있기에 학교 공부에 적합한 '학생의 뇌'는 18세 무렵부터 서서히 쇠퇴하기 시작하며, 그 후 10년에 걸쳐 대응력이나 창조력 등 더 고도의 기능을 갖춘 '어른의 뇌'로 뇌의 시스템이 서서히 변합니다.

어릴 때 공부를 매우 잘했다. 이를 뇌과학적으로 번역하면 '귀로 들은 정보를 그대로 기억하는 능력이 뛰어났다'라는 뜻이 됩니다. 청각계 뇌번지에서 기억계 뇌번지로 이어지는 뇌번지 경로가 가장 강하고 쓰기 편하다는 것이 어린이의 뇌가 지닌 특징입니다. 학생 때 하는 공부는 암기 위주이므로 이 경로가 잘 발달해 있는 아이일수록 공부를 잘한다는 평가를 받기 쉬운 것입니다. 하지만 나이를 먹으면서 다양한 경험과 정보를 접하다 보면 다른 경로도 하나둘씩 개통되어 학생 때 주로 썼던 경로를 서서히 쓰지 않게 됩니다.

어릴 때는 뜻을 알지 못하는 단어도 기억할 수 있습니다. 이러한 것을 '무의미 기억'이라고 합니다. 예를 들어 어릴 때는 부모님이 읽어 주시는 그림책에서 처음으로 '효도'라는 단어를 들으면 그 발음을 그대로 외울 수 있습니다. 그러고는 한참 시간이 지난 뒤에 "효도가 무슨 뜻이야?" 하고 물어 부모님을 놀라게 합니다.

처음에는 들은 대로 외우고(청각계 뇌번지 → 기억계 뇌번지), 외운 다음 이해하는(기억계 뇌번지 → 이해계 뇌번지) 순서로 뇌를 움직이는 것입니다. 어휘량이 적은 어린이의 뇌세포에는 낯선 단어의 발음조차도 신선하게 느껴지고 흥미의 대상이 되기에 뜻도 알지 못하는 단어를 거부감 없이 받아들이는 것입니다.

하지만 어른이 되면 어릴 때보다 사고계 뇌번지나 이해계 뇌번지가 발달합니다. 그래서 표현을 외우기도 전에 '눈치를 보다? 이게 무슨 뜻이지?'라는 의문이 떠오르며 그 뜻을 이해한 후에 외우는 '의미 기억'이 우세해집니다. 어른은 무작정 외우려고 해도 슬프게도 기억계 뇌번지가 뜻대로 움직여 주지 않습니다. '눈치를 본다는 표현이 있구나. 그래, 나도 상사의 눈치를 보느라 내가 하고 싶은 말을 하지 못하고 가만히 있을 때가 있지'라며 자신이라면 그 표현을 어떻게 쓸 수 있을지 이해한 후에야 기억할 수 있는 구조가 되어 버립니다.

즉, 무언가를 외우고 싶을 때는 외우려고 하기보다는 이해하려는 쪽으로 머리를 써야 합니다. 뇌번지로 설명하자면 이해계 뇌번지를 써야 합니다.

서장에서 언급한 것처럼 학생 시절의 뇌는 체력이 좋습니다. 어른이 되면 학생 때보다 체력 면에서는 떨어집니다. 하지만 앞서 말했듯이 야구 선수도 한창 체력이 좋은 고등학교 때가 아니라 프로 선수로 데뷔한 후에 자신의 최고 구속 기록을 세웁니다.

어른에게는 어른에게 걸맞은 뇌 사용법이 있으며, 이를 잘 사용할 수만 있다면 학생 때보다 기억력을 향상할 수 있습니다.

이러한 뇌의 메커니즘을 무시하고 그저 통째로 외우려 해도 잘되지 않을뿐더러 자신의 기억력이 떨어진 것처럼 느낄 수밖에 없습니다.

아무리 플래그를 붙이고
밑줄을 쳐도 외워지지 않는다

공부할 때 중요한 페이지에 플래그를 붙이거나 중요한 단어나 문장에 형광펜으로 밑줄을 긋는 사람이 많을 것입니다. 하지만 유감스럽게도 학생 때와는 뇌의 시스템이 달라졌기에 이러한 방법은 어른의 뇌에 효과적이지 않습니다.

어른의 경우 플래그를 붙이거나 밑줄을 쳐서 얻을 수 있는 것은 '공부했다는 기분'일 뿐, 공부한 내용을 제대로 기억할 수 없습니다. 왜냐하면 작용하는 뇌번지가 적기 때문입니다.

'오, 이 내용은 중요해 보이는데'라는 센서가 작동하고, 그 내용을 잊지 않기 위해 플래그를 붙입니다. 그러고 나면 왠지 공부한 기분이 들지만, 글자를 눈으로 좇기만 하는 묵독은 시각계 뇌번지를 제외한 다른 뇌번지를 거의 쓰지 않습니다.

"아니에요. 전 열심히 외우려고 밑줄도 쳤는걸요." 하고 반론을 제기하고 싶겠지요. 그렇지만 학생의 뇌라면 모를까 어른 뇌의 기억계 뇌번지는 앞서 언급한 것처럼 게으름뱅이라서 혼자서는 움직이려고 하지 않습니다. 어른이 되면 밑줄을 긋는 행위 정도로는 기억계 뇌번지에 확실한 메시지를 전달할 수 없으므로 암기가 되지 않는 것입니다.

어른의 뇌를 지닌 상태에서 효율적으로 공부하려면 하나의 뇌번지에 의지하는 방법을 써서는 안 됩니다. 뇌번지의 톱 3인 '사고계·이해계·기억계' 뇌번지를 포함해 다양한 뇌번지를 동시에 움직이는 것이 중요합니다.

앞서 말한 것처럼 뇌의 신경 세포는 나이가 들수록 감소하지만, 신경 세포를 서로 연결하는 네트워크는 나이에 상관없이 성장합니다.

여러 뇌번지를 동시에 작동시킨다는 것은 이러한 네트워크를 강화한다는 의미입니다. 최소 세 개 이상의 뇌번지를 동시에 움직이면 뇌가 풀가동하기 시작합니다. 네트워크를 강화할수록 뇌 전체의 기능도 향상됩니다.

뇌는 생사와 관련된 중요한 위기나 정보를 기억한다

공부를 위해 강화하고 싶은 기억력을 정확히 이해하기 위해서라도 뇌의 기억 시스템에 대해 짚고 넘어갈 필요가 있습니다.

이때의 대전제는 뇌가 기억보다 망각을 더 잘한다는 것입니다. 뇌에는 1페타바이트나 되는 방대한 기억 용량이 있다고 하지만, 보고 듣는 것을 전부 기억했다가는 순식간에 용량을 초과할 것입니다.

또 뇌는 신체에서 가장 많은 에너지를 사용하고 대량의

산소를 소비하는 기관이기 때문에 되도록 에너지를 절약하고 싶어 하는 특성이 있습니다. 그렇기에 뇌는 중요하다고 판단한 정보를 제외한 나머지 정보는 서서히 망각함으로써 머리를 효율적으로 쓰려고 합니다.

우리가 눈이나 귀를 통해 수집한 정보는 일단 뇌의 '해마'로 보내집니다. 기억은 크게 '단기 기억'과 '장기 기억'으로 나뉘는데, 해마가 담당하는 것은 단기 기억입니다. 단기 기억은 말하자면 기억을 일시적으로 보관하는 창고 같은 존재입니다.

또한 해마는 보관 창고인 동시에 보관 창고의 관리를 담당하는 '기억의 조정관' 역할 또한 맡고 있어서 단기 기억 중에서 삭제할 기억과 장기 기억으로서 남겨 둘 기억을 선별하기도 합니다.

해마는 동물인 해마의 옆모습을 닮은 작은 기관이지만, 기억의 조정관이라 불릴 만큼 중요한 역할을 맡고 있습니다. 그렇기에 기억력을 향상하기 위해서는 해마에서 장기 기억으로 이어지는 경로의 자물쇠를 열 필요가 있습니다.

하지만 해마는 툭하면 졸거나 농땡이를 치는 성격입니

해마가
하는 일 ①

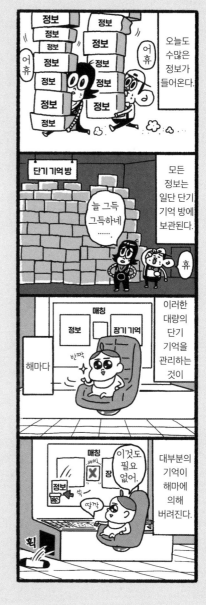

시각계 뇌번지와 청각계 뇌번지가 대량의 정보를 가지고 와도, 해마가 대부분 지워 버립니다.

다. 그런 해마가 어떤 단기 기억을 장기 기억으로 남기려고 각성할 때가 있는데, 바로 자신의 생존에 직결되는 위기나 생사가 달린 중요한 정보가 들어왔을 때입니다.

사실 해마는 영문법이나 법령, 계산식 같은 것에 아무런 매력도 느끼지 못합니다. 그런 것들을 어떻게든 해마가 '아니, 이건 중요해!'라고 생각하게 해서 장기 기억으로 보내는 것! 그것이 어른에게 필요한 암기법의 힌트이기도 합니다. 이제부터 그 방법을 자세히 설명해 보겠습니다.

해마가
하는 일 ②

방대한 단기 기억 중에서 해마가 승인한 기억만이 장기 기억으로 옮겨집니다. 해마는 과거의 기억과 새로운 기억을 조회한 후, 관련이 있는 기억을 장기 기억으로 남겨 둡니다.

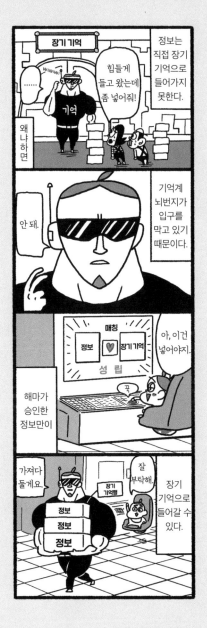

희로애락을 통해
기억력이 단숨에 향상한다

기억의 조정관 역할을 하는 '해마'가 기억을 일시적으로 보관하는 창고의 역할도 한다고 이미 설명한 바 있습니다. 그렇다면 일시적이라는 것은 구체적으로 어느 정도의 기간을 말하는 것일까요? 사람마다 해마의 능력이 다르고, 기억하는 내용에 따라 차이가 있겠지만 보통 2~4주 정도가 기준입니다.

예를 들어 어제 점심으로 먹은 음식은 기억해도 3주 전 수요일에 무엇을 먹었는지는 잘 생각이 나지 않지요? 3주

전에 여느 때처럼 점심을 같이 먹는 사람들과 자주 가는 정식집에서 오늘의 메뉴를 먹었다면 어떨까요. 무언가 특이한 정보가 아닌 이상, 해마는 이를 중요한 정보가 아니라고 판단하고 단기 기억에서 삭제해 버립니다. 어제 먹은 음식도 마찬가지로 몇 주가 지나면 다시 해마가 삭제해 버릴 것입니다.

그렇다면 여기서 질문이 있습니다.

최근 삼 개월 내에 먹은 점심 식사 중에 기억에 남은 음식이 있습니까?

텔레비전에서 보고 한번 가 본 이탈리안 레스토랑. 휴일에 연인이나 가족과 함께 갔던 관광지의 식당. 중요한 프로젝트를 끝마치고 모처럼 나 자신에게 상으로 준 비싼 초밥. 무언가 특별한 일이 있었을 때 먹은 음식은 몇 달이 지나도 기억하고 있겠지요.

텔레비전에서 봤다거나 휴일에 놀러 간 곳 또는 나에게 주는 상처럼 무언가 스토리가 있는 사건에는 즐거움, 기쁨, 슬픔 같은 감정이 수반됩니다. 이러한 기억은 평범한 일상과 구별된 '에피소드 기억'으로 분류됩니다.

사실 기억의 조정관 역할을 하는 해마 곁에는 감정계 뇌 번지의 중심인 편도체가 있기에 감정이 크게 요동치는 사건이 발생하면 감정계와 기억계 뇌번지를 연결하는 경로가 자극되어 해마가 이를 중요한 정보로 판단합니다.

즉, 에피소드 기억은 무조건 장기 기억으로 전달됩니다.

바로 이 점을 활용해야만 합니다. 이러한 뇌의 특성을 활용하려면 감정을 움직여야 합니다. 공부에 감정이 수반되게 하기만 해도 기억력이 단숨에 향상됩니다!

기억계
뇌번지는
감정계
뇌번지의
압력에 약하다

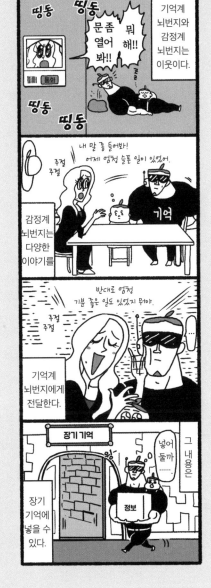

감정계 뇌번지가 전달하는 희로애락의 힘은 매우 강력합니다. 게으름뱅이인 기억계 뇌번지와 해마도 그 압력을 이기지 못해 들어온 기억을 장기 기억으로 보내기 쉽습니다.

해마는 두근거리고
설레는 긍정적인 감정에 속는다

'이게 좋아', '이 일이 즐거워' 이런 두근거리거나 설레는 긍정적인 감정을 느끼면 해마에서 주파수가 4~8Hz인 세타파라는 뇌파가 나옵니다. 이 세타파가 나올 때는 해마가 활발하게 움직이고, 들어온 정보를 '이건 중요해!'라고 판단합니다. 그래서 장기 기억과 연결된 경로를 개방해 줍니다.

그러므로 여러분이 평소에 서툴렀거나 좋아하지 않았던 일을 어떻게 해서든 '어쩌면 좋아할지도?'라고 느끼는 수준까지 바꾸고 싶다거나 공부를 효율적으로 하고 싶다면 그런 긍정적인 감정을 느껴야 합니다.

만약 여러분이 승진 시험 때문에 어쩔 수 없이 공부하고 있다면 공부가 즐거울 리가 없겠지요. 이처럼 즐겁기는커녕 하기 싫은 공부를 억지로 하면 스트레스 호르몬이 분비되어 해마가 위축되고 기억력 저하를 초래해 오히려 의욕을 잃을 수도 있습니다.

물론 어떻게 하기 싫은 일을 즐겁게 생각하냐며 그런 건 무리라고 이야기하시는 분도 계실 것입니다.

39쪽에서 뇌의 성격에 대해 언급했는데, 뇌는 기본적으로 잘 속는 특징이 있습니다. 물론 하기 싫은 일도 즐겁게 여기고 좋아하게 된다면 가장 좋겠지만, 그러지 않아도 괜찮습니다. 뇌를 속여서 즐겁다고 착각하게 하면 됩니다.

그렇다면 구체적으로 어떻게 속여야 할까요. 기억해야 할 것은 공부 자체를 꼭 좋아하지 않아도 된다는 사실입니다. 필요한 건 단지 두근거리고 설레는 마음으로 공부를 대하는 태도입니다.

가령 자신이 평소에 좋아하는 카페라테를 마시면서 행복한 기분으로 공부에 임한다면 어떨까요. 시험에 합격하면 자신에게 줄 상을 미리 정해 놓고, 그 상을 떠올리면서 교재를 펼치는 방법도 있습니다. 또는 마음에 드는 강사의 온라인 강의를 들으면서 두근거릴 수도 있겠지요.

세타파가 나올 때는 학습 속도가 2~4배가 된다는 행동상의 데이터(텍사스대학교 학습 및 기억 센터의 호프만 등)도 있을 정도입니다. 평소 공부할 때 들이는 시간과 체력의 25~50%만을 사용해 원하는 지식을 기억에 저장할 수 있는 것입니다.

자신이 잘하지 못하는 일을 할 때일수록, 가까이에 자신이 '좋아하는 것'을 세팅해서 뇌가 더 작동하기 쉬운 환경을 조성해 주는 것이 중요합니다.

세타파로 보너스 타임 얻기

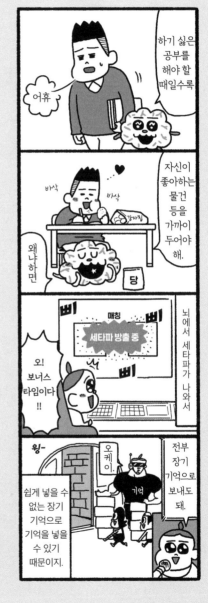

뇌는 매우 쉽게 속습니다. 그러니 하기 싫은 공부를 할 때는 가까이에 설렐 만한 요소를 둡시다. 세타파가 방출되면 기억력도 향상됩니다.

'아하, 알겠다!' 하고
이해하면 기억에 남는다

기억의 조정관 역할을 하는 해마를 속여서 장기 기억으로 향하는 경로를 개방시키는 방법은 설레는 마음으로 임하는 것 말고도 더 있습니다. 바로 '그렇구나!' 하고 이해하는 것입니다. 그러기만 해도 이해계 뇌번지가 제대로 작동하게 되므로 자신이 배운 내용을 무조건 장기 기억으로 보관할 수 있습니다.

사회인이 된 후에도 많은 분이 공부하는 영어를 예로 들어 보겠습니다. 일본 영어 교육의 폐해라고 해도 좋을 만큼

문법을 제대로 익히지 못해 고생하는 분이 많습니다. 솔직히 저 역시 같은 문제로 고생한 사람 중 한 명입니다.

애초에 문법이란 상대방에게 의미를 제대로 전달하기 위해 필요한 어순의 규칙으로, 일본 학교에서는 이러한 규칙을 암기하는 데에 중점을 두고 있습니다. 즉, 기억계 뇌번지에 기대는 공부법을 강요하고 있는 것입니다. 학생 때 그런 경험을 했기 때문에 어른이 되어 뇌 구조가 바뀌어도 여전히 문법을 통째로 암기하려고 애쓰지만, 그런 방법으로 외워질 리가 없습니다.

물론 개중에는 학생 때 열심히 암기해서 문법을 상당히 외운 사람도 있을 것입니다. 그런 사람은 영어 시험에서 빈칸에 알맞은 답을 고를 수는 있겠지요. 하지만 막상 비즈니스에 필요한 영어는 자유자재로 구사하지는 못하는 경우가 많습니다. 혼자 머릿속으로 열심히 문장을 만드는 사이에 화제가 자꾸만 바뀌어서 다른 사람들의 대화에 끼지 못해 고민하는 사람이 수두룩합니다.

영문법은 대화에 필요한 규칙이므로 어떤 상황에서 어떤 문법을 사용해야 하는지, 그 점을 이해하는 것이 가장 중요합니다. 영문법뿐만 아니라 조례나 법령, 화학식도 마찬가지입니다. 어떤 상황에서 어떤 지식을 활용해야 적절할지, 이해계 뇌번지를 써서 내용을 이해하면서 배워야 합니다.

이해계 뇌번지를 써서 배운 내용이 자동으로 장기 기억으로 전달되는 이유는, 어떤 내용을 이해하기 위해 이제껏 자신이 축적해 온 정보를 기억의 보관 창고에서 꺼내 와서 비교·검토하거나 새로운 정보와 연관 지어 이해의 폭을 넓히는 과정이 필요하기 때문입니다.

이때 새로 들어오는 정보 중에 과거에 중요하다고 판단해 장기 기억으로 보낸 정보와 관련이 있는 것은 마찬가지로 해마가 중요하다고 판단합니다. 이해계 뇌번지와 함께 감정계 뇌번지도 함께 움직이면 새로운 정보를 해마가 더 쉽게 장기 기억으로 보내게 됩니다.

'우정을 그린 영화를 보고 매우 감동했다.' 이 말을 영어로 하고 싶다면 문법을 찾아본 다음, '아하, 이렇게 말하면 되는구나.' 하고 이해하면 됩니다. 온라인 영어 회화 수업 중에 거래처 상대와 공통된 취미인 축구에 대해 영어로 말해 보고 싶다면 사전에 자신이 말하고 싶은 내용을 미리 조사해서 '이런 상황에서는 이런 식으로 돌려 말할 수도 있구나'라는 것을 이해하고 나서 수업에 임하는 것이 좋습니다.

경험을 바탕으로 한 이해는 앞서 언급한 에피소드 기억에 이해를 얹는 형태로, 이렇게 공부한 내용은 장기 기억으로 보관됩니다.

또 영어 문장을 읽으면서 '왜 여기서 can이 쓰인 거지?'라는 식으로 스스로 의문을 느끼고 그 답을 찾아 나가는 과정도 중요합니다. 관련 내용을 조사해 볼 계기를 일부러 만들어서 'can'을 어떤 상황에서 쓸 수 있는지 더 자세히 알아보고, 이런 식의 자문자답을 통해 이해를 높일 기회를 늘려 영문법에 대한 친밀도를 높여 나가는 것입니다.

'아하, 그런 거였구나!'라고 깨닫는 순간이 바로 이해계 뇌번지가 움직이는 때이며, 뇌가 활성화되는 타이밍입니다. 이해계 뇌번지가 작동하면 여러분의 뇌는 크게 자극을 받습니다.

어른의 뇌는 암기가 아니라 이해를 통해 정보를 기억합니다. 이를 잘 활용해서 공부하면 예전과 똑같은 교재로 공부해도 그 효과가 몇 배나 올라갈 것입니다!

반복해서 들어오는 정보는
장기 기억으로 전달된다

'이건 중요한 정보야'라고 해마가 생각하게 하는 방법이 한 가지 더 있습니다. 그건 새로 들어온 정보가 단기 기억에 보관되는 2~4주 사이에 그 정보를 해마에 반복해서 보내는 것입니다.

공부에서는 복습이 그 답이 될 수 있습니다.

일하다가 단 한 번 만났을 뿐인 사람의 이름은 기억하기가 쉽지 않지만, 그 후 메일을 몇 차례 주고받거나 며칠 뒤에 다시 마주칠 기회가 생기면 자연스레 이름을 외우게 됩니다.

인간의 뇌는 원래 기억을 잘 잊는 성향이 있다고 앞서 설명했는데, 이러한 사실은 독일의 심리학자 헤르만 에빙하우스의 '망각 곡선'이라는 실험 결과를 통해서도 밝혀졌습니다. 이 실험은 기억력에 자신이 있는 사람과 자신이 없는 사람에게 뜻이 없는 단어 열 개를 외우게 한 다음, 시간의 경과에 따라 단어를 얼마만큼 잊는지를 조사한 것이었습니다.

실험 결과, 기억력에 자신이 있는 사람과 자신이 없는 사람 모두 한 시간 후 단어를 절반 정도 잊었습니다. 24시간 후에는 일곱 개, 48시간 후에는 여덟 개를 잊었습니다.

뇌에 힘들게 정보를 전달해도 이후 아무것도 하지 않으면 쉽게 잊어버리는 것입니다. 에피소드 기억이나 이해계 뇌번지를 사용한 기억도 꺼낼 기회가 적으면 모두 기억의 보관 창고 속에 묻혀 버리고 맙니다.

즉, 쇠는 뜨거울 때 두드리라는 일본의 속담처럼 새로 들어온 정보는 시간이 지나기 전에 반복해서 기억하라는 뜻입니다.

앞서 언급한 에빙하우스의 실험에서도 처음에 단어 열

망각 곡선

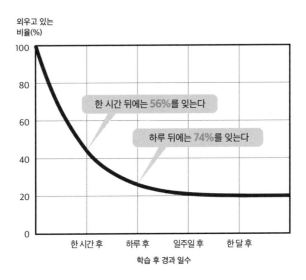

외운 지식은 처음 한 시간 사이에 급격히 잊히다 차츰 완만한 하강 곡선을 이룹니다. 하룻밤 동안 벼락치기로 공부를 해도 시험이 끝나고 나면 대부분 기억하지 못하는 것도 이런 이유 때문입니다. 하루가 지나면 외운 지식의 70% 이상을 잊어버립니다. 뇌가 지식을 잊는 속도는 개인차가 크지 않으므로 중요한 시험까지 남은 시간이 별로 없을 때는 시험 직전에 공부하는 것이 효과적입니다.

개를 외운 뒤 아무것도 하지 않았을 때는 한 시간 후에 절반 정도를 잊어버렸지만, 한 번 복습하면 일곱 개, 두 번 복습하면 아홉 개까지 기억할 수 있었습니다. 즉, 복습을 통해 기억의 정착률이 상승한 것입니다.

무언가를 학습하기 시작했을 때, 배운 내용을 매일 꾸준히 해마로 전송하면 이를 기억에 제대로 정착시킬 수 있습니다. 만약 여러분이 외우고 싶은 내용이 있다면 일 분, 아니 삼십 초라도 좋으니 외우고 싶은 내용을 몇 번씩, 몇십 번씩 보거나 소리를 내어 읽어 보시기 바랍니다. 그렇게 하면 뇌가 그 정보를 중요하게 판단해서 장기 기억으로 옮겨 줍니다.

복습했을 때의 망각 곡선

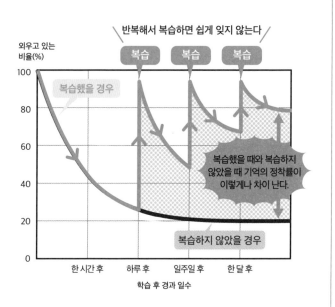

외운 지식은 누구든지 시간이 지나면 잊기 때문에 복습하는 것이 좋습니다. 특히 하루 안에 복습하고, 1주 후, 2주 후, 3주 후, 한 달 후처럼 여러 번 반복해서 복습하면 기억을 정착시킬 수 있습니다. 귀찮게 느껴지겠지만, 복습했을 때와 하지 않았을 때 내용을 기억하는 비율은 현격히 차이 납니다! 복습을 매일할 필요는 없으므로 정기적으로 복습하는 습관을 들입시다.

공부한 날 바로 복습하면
기억의 정착률이 향상된다

앞에 소개한 에빙하우스의 망각 곡선에서도 한 번의 복습만으로 기억력이 향상한 것처럼 중요한 내용은 그날 중에 다시 정리하는 편이 기억을 정착시키는 데에 매우 효과적입니다.

기억한 내용은 일시적으로 작업 기억에 보관되는데, 보관하는 동안 품질이 얼마만큼 떨어지는지는 사람마다 차이가 납니다.

저 같은 경우, 기억한 내용을 좋은 상태로 보관해 두는 능력이 낮은 편이라고 자각하고 있습니다. 환자의 소개장을 작성하는 일만 해도 그렇습니다. 환자를 진찰한 당일 저녁에 하면 10분 만에 끝낼 일이 다음 날이 되면 20분이 걸리고, 일주일이 지나면 30분 이상 걸리는 등 시간이 지날수록 기억을 떠올리는 데에 어려움을 겪습니다.

정신없이 바쁜 사업가나 회사원에게는 기억을 떠올리기 위해 자료를 뒤적이는 시간만큼 아까운 것이 없습니다. 효율적으로 공부하고 싶다면 뇌과학적인 측면에서 보더라도 외운 내용을 그날 안에 복습하는 것이 철칙입니다.

기억이 완전히 정착되는 것을 100이라 쳤을 경우, 그날 중에 복습하지 않으면 50 이하까지 떨어집니다. 그다음 날이 되면 더욱 떨어져 20~30 정도가 되어 버릴 수도 있습니다. 하지만 그날 중에 복습해 두면 남겨지는 기억을 80~90 정도까지 끌어올릴 수 있습니다. 그러면 그다음 날이 되어도 50~70 정도는 기억할 수 있어 장기적으로 봤을 때 복습하는 횟수를 줄이는 것이 가능해집니다.

복습할 때는 복습 노트를 만들기를 추천합니다. 노트에 요점을 정리하는 작업을 하는 동안 이해계 · 운동계 · 시각계 뇌번지가 쓰이므로 기억에 더 잘 남기 때문입니다. 자세한 내용은 150쪽에서 다루겠지만, 복습 노트를 이용해 다음 날에는 마치 자신이 강사가 된 것처럼 소리를 내어 내용을 설명해 봅시다. 이런 연습을 하면 이해계·기억계·전달계·운동계·청각계를 비롯한 다른 여러 뇌번지를 동시에 쓸 수 있어 기억이 더욱 견고해집니다.

복습할 때는
교재 중간부터 시작한다

    뇌는 공부한 내용의 첫 부분과 끝부분을 더 잘 기억하는 특성이 있습니다. 반대로 말하면 중간 부분은 잘 기억하지 못한다는 뜻이기도 합니다. 그러므로 복습할 때 의식적으로 순서를 바꾸어 중간 부분부터 복습하면 공부한 내용을 하나도 빠뜨리지 않고 전부 기억할 수 있습니다.

    제가 운영하는 클리닉에서는 뇌 진단의 일환으로서 환자분에게 세 단락의 간단한 문장을 읽고 외우게 할 때가 있습니다. 여러분도 시험 삼아 한번 도전해 보시기 바랍니다.

이구치 마사후미 씨는 25년간 근무한 음료 회사를 그만두고, 도쿄를 떠나 고향인 후쿠시마 현으로 돌아가 오랜 꿈이었던 소바 가게를 차렸다.

어느 날 소바 가게의 종업원이 현금을 가지고 은행으로 가던 길에 날치기를 당해 12만 3천 엔을 빼앗겼다. 범인은 2인조로, 한 명은 검은색 상의에 회색 스니커즈를 신고 있었다.

갑자기 날치기를 당한 종업원은 넘어지는 바람에 범인을 쫓지 못했지만, 달아나던 오토바이의 번호판 '11-26'을 기억하고 있었고, 그 덕분에 사흘 뒤에 범인은 체포되었다.

자, 어떻습니까.

아마 여러분도 대부분 한 번만 읽어서는 문장의 첫 부분과 끝부분만 기억할 뿐, 중간 부분이 기억나지 않으실 것입니다.

6개월간 방송되는 NHK의 아침 드라마나 1년간 방송되는 대하드라마를 예로 들어 볼까요. 예전에 방송된 작품의 앞부분과 결말은 기억해도 중간에 어떤 에피소드가 있었는지 자세히 기억하는 사람은 많지 않을 것입니다.

실제로 중간 부분을 기억하지 못하는 현상은 실험심리학을 통해서도 증명되었습니다. 행동심리학 용어 중에 '초두 효과'와 '친근 효과'라는 것이 있는데, 이를 통해 첫 기억과 마지막 기억이 단기 기억으로 남기 쉽다는 사실이 밝혀졌습니다.

초두 효과란 몇 가지 항목을 제시했을 때 처음 눈에 들어온 항목을 더 잘 기억하는 현상으로, 1946년에 폴란드계 미국인 심리학자였던 솔로몬 애쉬가 실시한 인상 형성 실험을 통해 밝혀졌습니다.

어느 인물에 대해 두 그룹에 각각 다음과 같이 설명합니다.

A '밝다, 솔직하다, 믿음직스럽다, 신중하다, 성질이 급하다, 질투가 심하다.'

B '질투가 심하다, 성질이 급하다, 신중하다, 믿음직스럽다, 솔직하다, 밝다.'

두 그룹에 똑같은 형용사를 열거했지만, 처음 전달한 단어에 따라 동일 인물에 대한 인상이 A그룹은 긍정적으로, B그룹은 부정적으로 나타났습니다.

친근 효과는 1976년에 미국의 심리학자 N.H.앤더슨이 실시한 모의재판 실험 결과를 통해 밝혀진 현상입니다.

실험에서 A그룹은 검사 측 증언을 먼저 말한 다음 변호사 측 증언을 말하게 하고, B그룹은 변호사 측 증언을 먼저 말한 다음 검사 측 증언을 말하게 했습니다.

이를 통해 배심원이 어떤 판단을 내리는지를 관찰하는 것이 실험의 내용이었는데, 두 그룹 모두 나중에 증언을 제시한 측이 승소했습니다. 아무리 다양한 논의를 거쳐도 사람은 중간에 들은 사건 경위는 쉽게 잊고, 마지막에 들은 의견을 더 잘 기억하게 되는 것입니다.

비즈니스의 세계에서는 프레젠테이션의 순서를 결정하

거나 고객에게 상품을 선전할 때 이러한 초두 효과와 친근 효과를 함께 활용하는 경우가 많은데, 이 두 가지 효과는 공부에서도 함께 작용합니다.

공부할 때도 배운 내용의 첫 부분과 마지막 부분은 더 잘 기억에 남습니다. 그러므로 복습할 때 기억에 잘 남지 않는 중간 부분부터 먼저 보거나 복습 횟수를 늘리는 것이 현명합니다. 전날 1~10쪽을 공부했다면, 다음 날에 4쪽부터 복습하기 시작하면 듬성듬성 빈 기억을 효율적으로 메울 수 있습니다.

이처럼 뇌의 특성을 잘 이해한 상태에서 기억에 완전히 정착하는 부분을 늘리고, 약한 부분은 메워서 보강해 나가면 전반적인 기억력을 끌어올릴 수 있습니다.

1966년에 실시한 기억 메커니즘 연구 실험에도 또 다른 힌트가 있습니다.

이 실험에서는 피험자를 세 그룹으로 나눈 뒤, 각각 단어 열다섯 개를 외우게 했습니다. A그룹에는 단어를 외운 즉시 말해 보게 했고, B그룹은 단어를 외운 뒤 10초간, C그룹은 단어를 외운 뒤 30초간 숫자를 외치는 방해 행동을 한

다음 단어를 말해 보게 했습니다. 그 결과, A그룹은 처음과 마지막 단어의 정답률이 높게 나왔지만, B그룹과 C그룹은 처음 단어의 정답률이 높게 나왔습니다. 처음에는 기억할 단어가 적으므로 모든 그룹의 기억력이 좋습니다. 하지만 마지막으로 가면 방해 행동을 하지 않은 A그룹의 정답률만이 높아집니다.

여러분은 혹시 공부를 끝낸 직후에 기분 전환을 위해 스마트폰으로 뉴스나 트위터 등을 보지 않으십니까? 그런 행동이 바로 후반부에 공부한 내용을 쉽게 잊도록 방해하는 행동이므로 주의가 필요합니다.

어른이 되면 무작정 외우지 말고 이해부터 하라는 거지? 알겠어!

 이제야 어른의 뇌와 잘 지내는 법을 깨달았구나.

당장 이번 주말부터 두세 시간 동안 집중해서 공부 해 볼게!

 아, 그건 좀……. 그렇게 공부해 봤자 의미가 없을지 도 몰라.

무슨 뜻이야? 2장에서 배운 대로 제대로 공부할 거 야.

 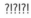 방법은 맞지만, 시간을 쓰는 방법이 효과적이질 않 아. 공부를 일주일에 두 시간 정도 할 생각이라면 차라리 하루에 10분씩 12일간 공부하는 편이 기억 에 더 잘 남는다고.

?!?!?!

3장

어른의 뇌에
의욕을 불어넣는
굉장한 학습법

우리는 좋아하는 것만
보고 듣는다

뇌는 낯선 정보를 거부합니다. 눈에 비치는 모습이나 귀에 들려오는 소리를 전부 받아들였다가는 순식간에 뇌의 데이터 용량이 꽉 차다 못해 넘쳐 버릴 것입니다. 그래서 뇌는 필요하다고 생각하는 정보만을 받아들입니다.

정보를 얻는 과정에서 다양한 뇌번지가 작동하므로 뇌 기능을 향상하려면 우선 잘 보고 들을 수 있게 되어야 합니다. 바꿔 말하면 보고 싶은 것을 볼 줄 아는 눈을 키우고, 알고 싶은 정보를 분간해 낼 줄 아는 귀를 키우라는 뜻입니다.

시각계 뇌번지와 청각계 뇌번지는 정보를 취사선택하는 선택성을 갖추고 있습니다.

시각계 뇌번지와 청각계 뇌번지가 선호하는 정보는 생사와 관련된 정보, 관심이 있는 정보, 좋아하는 정보, 과거에 보거나 들은 적이 있는 정보, 과거에 보거나 들은 것과 유사한 정보입니다.

인간도 동물이기에 오랫동안 가장 중요하게 생각해 온 것은 바로 생존입니다. 그래서 이것을 먹으면 위험하다든가 여기서 이런 행동을 했다가는 목숨이 위험할 수도 있다든가 하는 정보를 무엇보다 중요하게 여깁니다.

그다음으로 선호하는 것은 이미 알고 있는 정보입니다. 예를 들어 편의점에 물건을 사러 갔는데, 내가 좋아하는 가수의 곡이 흘러나오자 그동안 물건을 고르느라 인식하지 못했던 음악 소리가 귓가에 또렷이 들린 적이 있지 않습니까. 아니면 시부야의 스크램블 교차로처럼 혼잡한 곳을 지나다 갑자기 맞은편에서 내가 아는 사람의 얼굴을 발견한 적이 있지 않습니까. 이는 시각계·청각계 뇌번지에 선택성이 있기 때문에 가능한 일입니다.

우리는 평소에 모든 것을 보고 듣는다고 느끼지만, 실제로는 열람·검색 기록을 바탕으로 표시되는 웹사이트나 SNS 광고처럼 평소에 자신이 관심 있어 한 정보밖에 뇌에 들어오지 않는 상태입니다.

관심이 있는 것, 좋아하는 것, 보거나 들은 적이 있는 것. 이런 것들은 이미 기억의 창고에 들어가 있습니다.

뇌에서는 기억계 뇌번지가 늘 모니터링을 하면서 마치 매칭 앱처럼 이미 알고 있는 정보와 마주치면 '그걸 봐!', '이걸 들어!'라는 식으로 시각계 뇌번지와 청각계 뇌번지에 지시를 내립니다. 그래서 우리가 혼잡한 거리에서 아는 사람의 얼굴을 알아보거나 목소리를 분간해 낼 수 있는 것입니다.

이러한 뇌의 특성을 알면 어려운 자격시험을 공략할 방법이 보이기 시작합니다. 공부든 지식을 더 쌓고 싶은 분야든 간에 그와 관련된 키워드와 미리 안면을 익혀 둘 것. 이것이 중요합니다.

처음에는 전혀 관심을 보이지 않던 뇌도 같은 정보가 끈질기게 반복적으로 들어오면 서서히 애착을 보이게 됩니

해마는
과거의 기억과
닮은 것을
좋아한다

해마는 이미 장기 기억에 들어 있는 정보가 중요하다고 인식하고 있습니다. 그래서 완전히 새로운 정보는 상대하지 않을 때가 많습니다. 조금이라도 '어? 이건 내가 아는 정보인가?'라고 생각하게 하는 것이 중요합니다.

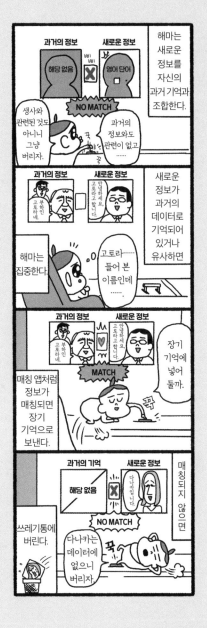

다. 즉, 외우고 싶은 지식과의 친밀도를 서서히 높여 나가는 것입니다.

그 정보를 뇌가 '낯익다'라고 판단하면 그때부터는 모든 것이 순조로워집니다. 그렇게만 되면 나중에는 자신이 의식하지 않아도 기억계 뇌번지의 지시를 받아 시각계와 청각계 뇌번지가 마치 자석처럼 정보를 빨아들이도록 작동합니다. 이러한 자석의 힘을 얼마나 잘 활용하고, 정보를 끌어당기는 힘을 강화해 나가느냐가 어른의 공부 비법이라 할 수 있습니다.

정보의 자석

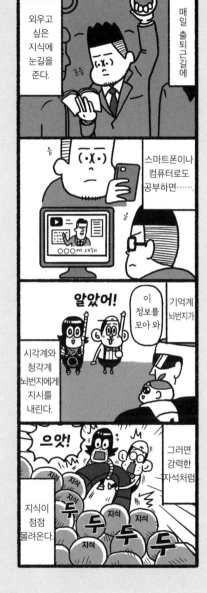

외우고 싶은 지식과 뇌의 친밀도가 높아질수록 알고 싶은 지식의 정보가 자석의 힘에 이끌려 저절로 모여듭니다. 그러한 자석의 힘을 이용하기 위해서라도 지식과 자주 접점을 만드는 것이 중요합니다.

외우고 싶은 지식과
조금씩 안면을 익혀 나간다

'앞날을 생각해 전혀 다른 분야의 자격증을 따 볼까?'

'이직할 때 유리하도록 합격률이 낮은 시험에 도전해야지.'

공부의 난도가 높아질수록 그 분야를 좋아하기 위해 넘어야 할 장벽 또한 높아지는 기분이 들지요? 그래서 점점 애정을 갖고 공부해 나갈 수 있도록 또 다른 조언을 하나 준비했습니다.

시각계 뇌번지와 청각계 뇌번지는 익숙한 정보를 자석처럼 끌어들여 선택적으로 보고 듣는다고 이미 말씀드렸지요. 이러한 자석의 끌어당기는 힘을 이용해서 우선 '작은 접점'을 발견해 봅시다. '아, 나 이거 알아!', '들어 본 것 같은데!'라는 생각이 들게 하는 정보는 친밀도가 높아 뇌가 긍정적으로 받아들일 수 있습니다.

또 이미 알고 있는 사실과 관련된 정보는 자연스레 이해가 빨라집니다. '완벽하게 이해한 건 아니지만, 무슨 말을 하려는 건지 대충은 알겠어.' 이 정도로만 인식해도 작은 접점 역할을 하기에 충분합니다.

작은 접점을 찾자는 마음으로 공부를 시작하면서 처음부터 두꺼운 참고서를 집어 드는 사람은 없을 것입니다. 작은 접점마저 없애 버릴 만큼 난해한 서적이나 참고서, 지레 겁먹고 포기하게 하는 문제집은 피해야 합니다.

저도 그랬지만, 활자에 약한 사람이 처음부터 두꺼운 참고서를 고를 필요는 전혀 없습니다! 기본 개념부터 이해하고 싶다면 아동용 만화나 알기 쉽게 설명해 주는 동영상 등을 이용해도 됩니다. 오히려 그런 것들이 친밀도를 높이는 좋은 계기가 될 수 있습니다.

'관심도 없고, 무슨 말인지 도무지 이해가 가지 않아'에서 '들어 본 적이 있는 것 같은데?' 정도로만 바뀌어도 작은 접점을 만드는 데에 성공한 것입니다.

단번에 후지산 정상까지 오를 수는 없습니다. 처음에는 등산로의 30%, 그다음에는 50%까지 오르며 서서히 몸을 길들여야 그 여정을 즐길 수 있지요. 이처럼 공부도 즐기면서 해야 제대로 익힐 수 있습니다.

참고서를 훌훌 넘기다
'아는 부분'부터 시작한다

저도 새로운 주제를 연구할 때 작은 접점을 발견하는 작업부터 시작합니다. 예를 들어 어려운 책이 눈앞에 있으면 우선 훌훌 넘기다가 단어든 사진이든 '아, 이거 아는데!'라는 생각이 드는 페이지를 펼치고 그 전후에 적힌 내용을 먼저 읽어 봅니다.

그러다가 '아, 이 책이 말하는 게 이런 건가'라는 생각이 조금이라도 들면 조금 전까지만 해도 제 영역 밖에 있던 책이 그 순간 제 영역으로 들어오면서 책과의 친밀도가 높아지는 것을 실감합니다.

지루해 보이는 책을 억지로 1쪽부터 꾸역꾸역 읽어 봤자 고생하는 것에 비해 정보가 뇌에 잘 전달되지 않습니다. 그러면 당연히 효율이 떨어질 수밖에 없습니다.

축구를 좋아해서 해외 축구 선수들의 이름은 별다른 노력 없이도 줄줄 외우지만, 세계사에 등장하는 위인들의 이름은 머릿속에 전혀 들어오지 않는다거나 이와 비슷한 경험을 해 보신 분들도 많을 것입니다. 이처럼 뇌는 좋아하는 것과 좋아하지 않는 것을 명확히 차별합니다.

뇌는 좋아하는 것을 열심히 연구하고, 더 알고 싶어 하는 탐구심을 발휘합니다. 이러한 특성을 잘 활용하기 위해서라도 지루한 내용을 지루한 부분부터 읽어 나가서는 안 됩니다.

학생 때의 공부법이 이해를 계단처럼 쌓아 가는 방식이었다면 어른의 공부법은 백지도의 좋아하는 부분부터 색을 칠해 나가는 듯한 이미지에 가깝습니다. 최종적으로 백지도를 전부 색칠하기만 하면 되므로 어디서부터 색칠해 나가든 문제가 되지 않습니다. 우선 작은 접점을 찾고, 한 군

데라도 색칠할 수 있게 되면 다음부터는 그 주변을 조금씩 들여다보면서 친밀도를 더욱 빠르게 높여 나갈 수 있습니다.

만약 두꺼운 책을 훌훌 넘기다 시선이 꽂히는 페이지를 읽어 봐도 잘 이해가 가지 않을 때는 다른 접근법을 생각해 볼 수 있습니다.

예를 들어 어느 분야에 대한 이해를 높이고 싶을 때는 그 분야 전문가의 자서전을 읽어 보는 것도 좋습니다. '음, 철학서에는 온통 어려운 말만 늘어놓아서 이 사람이 낚시를 좋아한 줄은 몰랐네'라든가 '지금은 대단한 위치에 있지만, 의외로 예전에 고생을 많이 했구나'라는 식으로 그 사람의 인간적인 면모를 접하고 나면 친밀도가 올라가 그 분야에 대한 저항감이 줄어드는 경험을 할 수 있습니다. 저도 실제로 이런 적이 몇 번 있습니다.

공부하고 싶은 내용과 관련이 없는 자서전을 읽으면 먼 길을 돌아가는 느낌을 받을 수도 있지만, 이렇게 앞으로 배울 내용에 대한 친밀도를 높이면 그 분야를 공부할 때 좀 더 호의적으로 임할 수 있습니다. 뇌가 호의적인 태도를 보

이면 그 후 이해계·시각계·청각계·기억계 뇌번지의 작용
도 크게 향상됩니다.

　어른이 되면 '외워야만 하는 것'과 '자기' 사이에 존재하
는 틈을 이런저런 방법으로 메워 그 분야를 좋아하게 할 접
점을 어떻게든 발견해 보세요. 그러고 나면 뇌번지가 알아
서 지식을 점점 더 많이 흡수해 줄 것입니다.

하루에 두 시간 공부하기보다
10분 공부를 12일간 이어 가자

뇌는 원래 게으름뱅이라서 시각계 뇌번지와 청각계 뇌번지가 자석처럼 정보를 끌어당기는 힘도 자칫 방심했다가는 금세 약해져 버립니다.

어떤 공부를 할 때는 늘 그 공부를 머리 한쪽 구석에 두는 것이 이상적입니다. 친밀도가 높은 상태를 유지하지 않으면 농땡이를 치기 좋아하는 시각계·청각계 뇌번지의 정보 감지 능력이 현저히 떨어져 버립니다.

바꿔 말하면 뇌는 연속성이 있는 일에 잘 작용합니다.

평일에 바쁘다는 이유로 주말에 몰아서 두 시간 동안 공부하려는 분도 있을 것입니다. 공부하는 것은 좋지만, 일주일 동안 그 두 시간밖에 공부에 할애하지 못한다면 이런 공부법은 비효율적입니다.

주말에 몰아서 공부하면 다음 날이나 그다음 날까지는 친밀도가 나름 높아진 상태가 지속되어 공부한 내용이 머리를 잠시 스칠 수도 있겠지요. 하지만 사흘 정도 지나 다시 분주한 일상을 보내다 보면 공부한 내용이 자연스레 희미해지고 시각계와 청각계 뇌번지의 정보 감지 능력도 저절로 약해집니다. 그러면 에빙하우스의 망각 곡선처럼 두 시간 동안 열심히 외운 내용이 장기 기억에 들어가지 못하고 대부분 잊힙니다.

결국 다음 주말에는 지난 주말에 공부한 내용의 기억을 다시 발굴하는 작업부터 시작해야만 하고, 평일에는 지식을 쌓거나 새로운 깨달음을 얻을 기회도 없으므로 공부의 효율이 좀처럼 오르질 않습니다.

이 문제를 해결할 몇 가지 방법이 있습니다.

가장 추천하는 방법은 한 번에 몰아서 공부하지 않고, 하루에 10분이어도 좋으니 매일 조금씩 공부하는 것입니다. 하루에 몰아서 두 시간(120분) 동안 공부하는 것보다 하루에 10분씩 12일간 공부하는 것이 뇌과학적인 측면에서 훨씬 효율적입니다.

매일 꾸준히 공부하는 목적은 배우고 싶은 내용을 항상 머리 한쪽 구석에 놓아둔 상태를 유지해서 뇌와 친밀한 관계를 구축하는 데에 있습니다. 좋아하는 사람이나 좋아하는 물건, 좋아하는 연예인이 있으면 일하거나 이동하는 중에도 갑자기 생각날 때가 있지요? 공부와도 그 정도의 거리감을 만들고 싶은 것입니다.

즉, 공부와 뇌 사이에 연속성을 만들고 싶은 것입니다.

아무리 극심한 업무에 시달리는 사람도 하루에 10분 정도는 시간을 낼 수 있을 것입니다. 그것이 자신에게 도움이 될 만한 공부라면 더욱 그럴 것입니다. 하루에 고작 10분이지만, 뇌의 연속성을 유지하기에 그보다 좋은 방법은 없습니다.

매일 꾸준히 해마에 정보를 보내게 되므로 해마는 이 정보를 중요하게 판단할 테고, 그렇게 되면 배운 내용이 기억에 더 잘 남게 됩니다. 게다가 시각계·청각계 뇌번지의 정보 수집 능력도 향상되어 공부하지 않는 시간에도 문득 눈에 들어온 정보를 받아들이고, 그 정보에 대해 생각하는 시간이 늘어나기도 합니다.

누구나 한 번쯤 경험해 봤겠지만, 전혀 다른 작업을 하다가 '아, 그러고 보니 그게 이런 거였나?'라는 식으로 공부 중에 얻은 단편적인 지식이 서로 연결되는 순간이 있습니다. 이러한 현상이 일어나는 것도 뇌의 연속성 때문입니다.

무의식 상태에서도 뇌는 연속성이 있는 정보에 반응하며, 그것을 공략하기 위해 각각의 뇌번지가 작동합니다. 하루에 10분씩 꾸준히 하는 공부법은 뇌가 저절로 작동하도록 프로그램을 짜는 일로 이어지므로 공부를 더 심도 있게 효율적으로 해 나갈 수 있게 됩니다.

열심히
다가가면
보상을
받는다

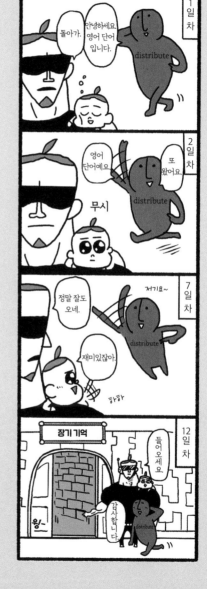

완전히 새로운 지식을 외우고 싶을 때는 짧은 시간이라도 매일 뇌에 정보를 보내는 것이 중요합니다. 열심히 다가가면 기억계 뇌번지도 마음을 열 것입니다.

'복습 노트'로 외우고 싶은 지식과 뇌를 연결한다

뇌의 연속성을 유지해 나가는 과정에서 제가 실천하고 있는 것은 공부한 내용을 정리한 노트를 항상 들고 다니는 것입니다. 저는 이러한 복습 노트를 틈만 나면 들여다봅니다.

우리는 동시에 여러 작업을 해야 할 때가 많습니다. 저 같은 경우, 사적으로는 건강을 생각해서 매일 걷기 운동을 하고, 시간을 내어 아들의 공부를 돕고, 가족과 보내는 시간도 소중한 데다 요즘은 반려견의 건강도 챙겨야 합니다. 공적으로는 진찰과 각종 취재 인터뷰, 논문 집필 등 해야 할 일이 끝이 없습니다.

그런 상황에서도 저는 여전히 새로운 분야를 공부해 보고 싶은 마음이 있습니다. 하지만 매일 처리해야 하는 업무 앞에서 제가 새로 공부하고 싶은 분야는 새파란 신입에 불과합니다. 그 신입은 매일 산더미처럼 쌓여 있는 일 사이에 파묻혀 순식간에 어디론가 가 버립니다. 그런 일을 방지하기 위해 저는 복습 노트를 반복해서 보면서 새로 공부한 내용을 산더미처럼 쌓여 있는 업무 위로 끄집어냅니다.

예를 들어 레스토랑에서 주문한 식사가 나올 때까지 기다리는 그 짧은 시간 동안, 복습 노트를 훌훌 넘겨보기만 해도 '맞다, 이걸 조사해 보려고 했는데'라든가 '다음에는 이걸 공부해 볼까'라는 생각이 들어서 그 공부와 관련된 실이 끊어지지 않고 줄곧 연결된 상태를 유지할 수 있습니다.

연속성의 실은 굵을수록 당연히 좋겠지만, 바쁜 와중에 무언가 새로운 지식을 습득하려면 가늘어도 좋으니 실이 끊기지 않게 하는 것이 더 중요합니다. 설령 그 실이 아무리 가늘어도 뇌는 그 정보를 제대로 파악하고 있습니다.

파악한 정보를 몇 번이나 보거나 전달계 뇌번지를 움직

여서 각 뇌번지가 알아서 움직일 수 있게 하면 '뇌의 연속성'이 유지되어 장기 기억으로 남기 쉬울 뿐만 아니라, 필요한 순간에 더 쉽게 떠올릴 수 있게 됩니다.

뇌 준비운동을 하면
오래된 기억도
쉽게 떠올릴 수 있다

과거에 공부한 내용을 다시 배울 때도 뇌의 연속성이라는 특성을 의식하면 좀 더 수월하게 학습할 수 있습니다.

학생 때 저는 영어를 정말 못했습니다. 영어 점수가 낮은 탓에 의대 시험에 떨어져 재수했을 정도니까요. 하지만 어른이 되고 나서 뇌 MRI 사진을 만난 것을 계기로 20대 후반에 영어 논문을 쓸 만큼 영어 능력이 향상되어 35세에는 미국으로 유학을 떠났고, 6년간 영어에 둘러싸인 생활을 했습니다.

그래서 영어로 말할 수 있느냐고요? 네, 할 수 있습니다. 하지만 지금은 미국에서 생활했을 때만큼 하지는 못합니다. 역시 영어와 일본어는 뇌번지가 작동하는 방법이 다릅니다.

지금도 가끔 영어로 논문을 쓸 때가 있습니다. 그러나 일본어를 주로 쓰는 환경에 있다 보니 일본어에 맞게 뇌번지가 작동하게 됩니다. 그러다 보니 갑자기 영어로 논문을 쓰려고 하면 속도가 더디어 좀처럼 진척되질 않습니다.

저 같은 경우, 영어로 논문을 쓸 때는 시작하기 1~2주 전부터 '뇌 전환'을 의식해서 뇌 준비운동을 시작합니다. 하루 중에 잠시라도 영어를 접하는 시간을 만들어 일본어 뇌뿐만 아니라 영어 뇌를 쓸 수 있는 영역을 조금씩 늘려나가는 것입니다. 예를 들어 미국에서 생활했던 시절의 이야기를 아들과 나누면서 영어로 입력된 기억을 다시 불러와 의식적으로 영어 뇌를 가동합니다.

그런 행위를 반복하다 보면 영어로 쓰인 논문을 술술 읽을 수 있게 되는 등 영어로 읽고 쓰는 것이 조금씩 편해지기 시작합니다. 그러면 '오, 이제 좀 되는데'라는 긍정적인 감정이 솟아나서 뇌가 더 잘 움직이고, 의욕도 생깁니다. 이러한 선순환에 올라탄 채로 영어 뇌를 쓸 수 있도록 뇌 상태를 정비해 나갑니다.

이것은 단지 영어에만 국한된 것이 아닙니다. 과거에 공부해서 장기 기억에 들어간 정보는 모두 뇌에 기억으로 남아 있습니다. 하지만 오랫동안 사용하지 않았기 때문에 기억계 뇌번지는 그때 배운 내용이 기억의 보관 창고의 어디에 있는지 찾기부터 해야 합니다.

뇌 준비운동을 바꿔 말하자면 기억을 발굴하는 작업입니다. 참고서 등을 훌훌 넘기다가 '아, 이건 기억이 나는 것 같은데'라고 생각한 부분부터 기억을 파헤쳐 나가면 이미 알고 있는 정보는 친밀도가 높다는 뇌의 특성 때문에 앞으로 보게 될 정보가 머릿속에 더 잘 들어오게 됩니다.

마찬가지로, 매일 조금씩 다시 공부하고 싶은 분야를 접하면 연속성이 있는 것은 중요한 것이라고 뇌가 판단해서 시각계와 청각계 뇌번지가 알아서 정보를 수집해 오도록 작동합니다.

중요한 것은 뇌 전환을 위한 준비 기간을 1~2주 정도 일정에 추가하는 것을 잊지 않는 점입니다. 그런 방법만 사용해도 큰 파도에 잘 올라탄 것처럼 공부를 해 나갈 수 있게 됩니다.

75시간 동안 몰두하면
뇌번지의 작동법이 바뀐다

　오랜만에 미국 학회에 참석하면 상대방이 말하는 내용은 대충 이해해도 곧바로 재치 있는 답변이 나오지 않습니다. 입력은 가능한데 출력이 따라가지 못해 6년간 미국에서 생활했을 때처럼 영어를 그대로 이해하고 말할 수 있는 상태로 다시 돌아가기까지 5일 정도가 걸립니다. 이처럼 뇌번지가 변화하는 데에는 어느 정도의 시간이 필요합니다.

　새로운 공부를 시작했을 때, 그 내용에서 재미를 느끼려면 어느 정도 시간이 걸립니다. 그것은 뇌번지가 작동하는 방법이 바뀔 때까지 걸리는 시간과 같다고 생각해도 좋습니다.

원래부터 뇌는 새로운 정보를 접하면 어느 뇌번지를 움직여야 할지 몰라 혼란스러워하고 정보를 제대로 처리하지 못합니다.

뇌가 정보를 처리할 때는 대량의 산소를 소비합니다. 그런데 공부를 시작하면 새로운 자극을 접한 뇌는 혈류가 증가하는 반면 정보 처리는 제대로 이루어지지 않고, 산소 교환이 이루어지지 않는 비효율적인 상태가 됩니다. 결국 뇌는 지치고 맙니다. 이러한 상태는 짜증과 우울감을 초래해 공부를 방해하는 원인이 됩니다.

하지만 같은 정보를 반복해서 접하면 뇌의 정보 처리 능력이 서서히 향상되어 산소 교환이 원활하게 이루어지도록 변합니다. 그러면 뇌의 가지도 잘 뻗어 나서 뇌 전체의 작용도 더 좋아집니다. 그렇게 되면 정신 상태도 좋아져 '더 알고 싶은' 의욕이 솟아납니다.

저는 뇌가 새로운 공부를 받아들이고 호의적으로 작동하기까지 걸리는 시간을 대략 75시간 정도로 보고 있습니다.

제가 미국에서 영어 뇌로 바뀌는 데에 5일이 걸렸다고 말했지만, 수면 시간을 제외한 나머지 시간에 영어를 접한 사실을 고려하면 5일간×12~15시간, 즉 60~75시간이 됩니다. 그렇게 따졌을 때, 하루에 다섯 시간씩 어떤 일을 꾸준히 하면 15일 만에 75시간이 되어 뇌번지가 변화합니다. 하루에 한 시간 공부한다면 약 두 달 반 만에 75시간을 채울 수 있고, 하루에 30분만 공부해도 5개월 정도면 뇌번지가 성장합니다.

이제껏 많은 환자분이나 제 아들의 뇌번지가 변화하는 모습 등을 지켜본 제 경험에서 미루어볼 때도 이 정도 수치가 대략적인 기준이 되지 않을까 합니다.

그러므로 어떤 새로운 일을 익히고 싶어졌을 때는 75시간에 맞춰 하루에 할애할 수 있는 시간과 뇌번지가 변화하는 데에 걸리는 기간을 계산해 보고, 그에 알맞게 일정을 계획하는 것이 좋아 보입니다. 이렇게 일정을 짜면 뇌번지의 사장인 사고계 뇌번지도 활성화되므로 그야말로 일거양득인 셈입니다.

이처럼 기준이 생기면 실력이 좀처럼 늘지 않는다고 조

바심을 낼 필요도 없고, '오늘은 아직 뇌번지가 바뀌어 가는 단계니까 좀 더 힘내자'라고 생각할 수 있게 될 것입니다. 지금까지 계속 좌절만 했던 분도 이 방법을 꼭 써 보시기 바랍니다.

정보를 출력하는 단계를
염두에 두고 공부한다

'분명히 공부했는데 기억이 나질 않아.' 시험 도중에 이런 일이 생긴다면 곤란하겠지요. 기억력이 좋다는 것은 외우는 능력을 넘어서 쓰고 싶을 때 언제든지 외운 내용을 꺼낼 수 있다는 의미입니다. 그러한 능력을 향상해 나가려면 늘 출력 단계를 염두에 두고 공부하는 것이 중요합니다.

여덟 가지 뇌번지의 역할은 입력과 출력으로 나뉩니다.

눈이나 귀로 정보를 받아들이고, 이해하고 기억한다. 이것들과 관련되어 작동하는 '시각계·청각계·이해계·기억계 뇌번지(+감정계 뇌번지)'는 뇌에 정보를 보내고 지식을 축적하는 입력을 담당하며, 뇌 전체의 후방에 위치합니다.

마음이 움직이거나 머리를 쓰거나 실제로 행동으로 옮기거나 누군가에게 상의하거나 전달하는 '감정계·사고계·운동계·전달계 뇌번지'는 입력과 관련된 뇌번지가 수집해 온 정보를 바탕으로 다음 행동을 취하기에 출력 담당으로 분류되며 뇌의 전방인 전두엽 주변에 위치합니다(감정계 뇌번지는 뇌의 전후에 위치하면서 입출력에 모두 관여합니다).

뇌의 후방에서 입력된 정보를 뇌의 전방으로 보내어 출력하는 것. 이러한 일련의 과정이 원활하게 이루어지고 있을 때가 바로 뇌가 활성화되어 있는 상태입니다.

집에서 역으로 향하는 길에 우리는 많은 것을 보고 듣습니다. 하지만 그중 어떤 것도 기억에는 거의 남아 있지 않을 것입니다. 평소 지나는 길의 어딘가에서 건물이 헐려 공터로 변해 있어도 예전에 그 자리에 무엇이 있었는지 떠올리지 못하듯이, 우리는 모든 것을 보고 있는 듯하지만 사실 보고 있지 않습니다.

왜냐하면 일상적인 풍경이라는 정보는 출력하는 것을 전

제로 입력되지 않기 때문입니다. 그 자리에 무엇이 있었는지 떠올릴 수 있으려면 본 것을 정보로 인식하고, 그것을 이해하고 기억한 후에 출력을 담당하는 뇌번지로 정보를 넘길 필요가 있습니다. 이러한 뇌의 연계 플레이야말로 뇌의 기능을 향상해 나가는 포인트입니다.

뇌의 연계 플레이를 높이기 위해 활약하는 것이 전달계 뇌번지입니다.

전달계 뇌번지를 더 효율적으로 활성화하는 방법 가운데 하나가 출력을 진행하는 것이며, 입력하는 시점에서부터 출력할 것을 염두에 두는 것이 중요해집니다. 전달계 뇌번지는 입력 기능을 지닌 이해계·기억계·청각계 뇌번지와 긴밀히 연락할 수 있는 경로를 형성하고 있습니다.

지금까지와 같은 시간을 입력에 사용하더라도 정보를 입력할 때 출력 단계를 고려하는 것만으로 뇌의 연계가 강화되어 작용을 크게 바꿀 수 있습니다.

워싱턴 대학교의 존 네스토즈코 박사 연구팀이 다음과 같은 실험을 했습니다. 대학생 56명을 '나중에 다른 사람에게 설명하기', '나중에 시험을 보기', '아무런 지시 사항 없음'의 세 그룹으로 나눈 다음, 전쟁 영화에 관한 글을 읽게 했습니다. 그 후, 잠시 기다렸다가 읽은 내용을 직접 기술하거나 단답식 시험을 치르게 했더니 '나중에 다른 사람에게 설명할 것'을 전제로 한 그룹의 성적이 가장 좋은 결과를 냈습니다.

이 실험 결과를 보더라도 출력을 전제하는 것만으로도 뇌의 작용이 좋아진다는 것을 알 수 있습니다. '지금부터 공부하는 내용을 내일 발표해야 한다'라고 처음부터 의식하면 그 순간부터 뇌번지들이 긴장하기 시작해 정보를 모으기 위해 움직이거나(운동계 뇌번지), 보고 들은 정보(시각계와 청각계 뇌번지)를 이해하고(이해계 뇌번지), 생각하고(사고계 뇌번지), 기억해서(기억계 뇌번지) 누군가에게 전하는(전달계 뇌번지) 식으로 뇌번지가 동시에 움직이기 시작합니다.

애초에 뇌는 정보를 입력할 때뿐만이 아니라, 출력 단계를 수행하기 위해 자신이 수집한 정보를 상기하려 할 때 더 강하게 기억하는 '출력 강화성'을 지니고 있으므로 기억력 향상에 출력 과정이 빠질 수 없습니다. 뇌 전체의 기능을 유지·향상하고, 평생 움직여 줄 건강한 뇌를 키워 나가려면 나이가 들수록 출력의 비율을 늘릴 필요가 있습니다.

SNS로 정보를 발신하거나 공부한 내용을 노트에 정리해 소리 내어 읽는 등 입력을 출력으로 이어 나갈 기회는 일상에 얼마든지 있습니다. 어떤 일에 대해 '나라면 어떻게 생각할까'라는 식으로 자기에게 질문을 던지는 습관을 기르면 출력 능력이 단련됩니다.

공부할 때도 마찬가지입니다. 교재를 읽으면서 이 내용을 관련 지식이 전혀 없는 제삼자에게 설명한다고 가정했을 때, 어떤 단어로 어떻게 설명해야 좋을지, 요점을 세 가지로 정리해서 적는다면 어떻게 분류하는 것이 좋을지, 출력 단계를 의식하면서 내용을 따라가기만 해도 여러 뇌번지의 연계가 좋아져 뇌가 점차 활성화됩니다.

뇌과학적인 관점에서 가장 추천하는 방법은 출력 단계를 의식하면서 정보를 입력하고, 그 과정에서 생각한 내용을 공책에 적은 다음, 누군가에게 설명하듯이 소리 내어 말해 보는 과정을 꾸준히 반복하는 것입니다. 출력을 반복할수록 뇌가 더 잘 작동해서 기억력도 향상되므로 의식적으로 해 보시기 바랍니다.

외우고 싶은 내용에
감정을 실어 발표한다

앞에서 노트에 정리한 내용을 소리 내어 말해 보거나 배운 내용을 제삼자에게 설명하듯 이야기해 보는 방법을 추천했는데, 관객도 없이 혼자 일인극을 하는 꼴이라 익숙해지기 전까지는 위화감이나 저항감이 들 수 있습니다.

하지만 "자기 자신을 스스로 가르칠 때 가장 잘 배운다"라는 경제학자 피터 드러커의 말처럼 다른 사람에게 설명하듯이 말해 봐야 더 많은 것을 볼 수 있습니다. 머리로 다 이해했다고 생각한 내용도 막상 누군가에게 설명하려고 하면 제대로 이해하지 못한 부분이 보이거나 어떻게 설명해야 할지 몰라 말문이 막힐 때가 있습니다. 이처럼 설명하듯 공부하면 자신이 애매하게 이해한 부분이 드러나므로 다음에 그 부분부터 다시 공부해 나가면 됩니다.

또 설명하다가 '어? 그럼 이건 어떻게 되는 거지?'라는 식으로 새로운 의문을 발견할 때도 있습니다. 그런 깨달음이 다음 공부로 이어집니다.

이러한 일인극에 익숙해지면 이번에는 거기에 감정을 실어봅시다. 전에도 말한 것처럼 감정계 뇌번지는 기억계 뇌번지 근처에 자리해 있으므로 감정이 수반될수록 더 기억에 잘 정착합니다.

물론 이야기를 들어 주거나 함께 토론해 줄 상대가 있다면 더 좋겠지요. 그런 기회가 생겼을 때는 출력을 수행할 기회가 주어졌음에 감사해하며 더 열심히 말해 봅시다.

어른 뇌와 잘 지내는 방법을 알게 된 것 같아.

 그것참 다행이네.

더 도움 될 만한 정보는 없어?

 욕심부리긴……. 그럼 넌 무언가를 떠올릴 때 영상의 형태로 떠올려? 아니면 소리로 떠올려?

굳이 따지자면 영상 같은데…….

 그렇다면 유튜브 영상이나 온라인 강의를 들으며 공부할 때 메모하거나 필기하는 게 기억력 향상에 도움이 될 거야.

아하, 좋은 정보네!

4장

뇌번지의
특징을 활용한
굉장한 공부법

여성은 청각, 남성은 시각을
이용하는 공부법이 잘 맞는다

　세상에는 어른에게 적합한 공부법을 설명하는 책이나 정보가 넘쳐납니다. 다들 어느 정도 일리가 있어 보이지만, 절대로 잊으면 안 되는 점이 하나 있습니다. 바로 '그 방법은 그 사람에게만 최고의 방법'이라는 것입니다.

　좋다고 하는 방법을 따라 해 봤지만, 그다지 효과적인 것 같지 않고 좋은 성과를 거두지 못했을 때는 자신에게 맞는 방법이 아닐 수도 있다고 의심해 봐야 합니다. 그리고 그 이전에 자신의 뇌가 어떤 식으로 더 잘 작동하는지 알아 둘 필요가 있습니다.

공부의 시작이자 뇌의 영양원이기도 한 정보는 시각과 청각을 통해 입력됩니다. 앞에서 시각계 뇌번지와 청각계 뇌번지 중에 더 잘 작용하는 쪽이 이해계 뇌번지의 신뢰를 받고 오른팔 노릇을 하게 된다고 말씀드렸던 것을 기억하고 계십니까?

시각계와 청각계 뇌번지는 사람마다 어느 한쪽이 더 우세하게 작용하도록 정해져 있습니다.

대략적인 경향성으로 이야기하자면 여성은 청각계 뇌번지가 강한 사람이 많으며, 그런 사람이 전체의 약 80%를 차지한다고 알려져 있습니다. 반면 남성은 시각계 뇌번지가 강한 사람이 많으며, 그런 사람이 전체의 60%를 차지한다고 알려져 있습니다.

청각계 뇌번지가 강한 사람은 말로 된 정보를 더 잘 받아들이는 것이 특징입니다. 텔레비전을 볼 때, 화면 아래에 뜨는 자막을 보지 않아도 대화가 귀에 쏙쏙 들어오고 내용도 쉽게 이해하는 경향이 있습니다. 이런 사람은 책보다 라디오나 음성이 녹음된 CD, 오디오북 등을 이용해 공부하는 것이 좋습니다.

시각계 뇌번지가 강한 사람은 글자로 된 정보를 더 잘 받아들이는 특징이 있습니다. 귀로 정보를 듣기만 해서는 기억에 잘 남지 않기 때문에 귀로 들으면서 메모를 해서 내용을 가시화하는 것이 중요합니다.

또한 이런 사람은 공부할 때 롤 모델로 삼을 만한 멋진 사람이나 도움이 될 만한 근사한 아이템이 있을수록 학습 의욕이 올라가기도 합니다. 눈에 보이는 무언가를 통해 학습 의욕을 북돋는 것도 하나의 방법이 될 수 있으니 기억해 둡시다.

자신이 어느 쪽에 강한지를 이해하고 공부에 임하면 결과적으로 공부 효율이 올라갑니다.

저는 시각계 뇌번지가 압도적으로 강한 편입니다. 지난 35년간 뇌 MRI 사진을 진단하는 일을 해 오다 보니 시각계 뇌번지에서 이해계 뇌번지로 이어진 길이 고속도로로 변했습니다.

그렇기에 '영어 단어는 여러 번 입으로 소리 내어 외우는 게 최고'라는 말을 아무리 들어도 저에게는 그 방법이 단지 약한 청각계 뇌번지를 단련하는 훈련의 의미만 있을 뿐, 영어 단어를 외우는 가장 좋은 방법은 아닙니다.

시각계 뇌번지가 강한 사람은 영어 단어를 적으면서 글자의 형태를 눈으로 완전히 익히는 것이 기억에 더 잘 남습니다. 그렇기에 그저 눈으로만 읽는 게 아니라, 영어 단어를 손으로 직접 쓰면서 소리 내어 읽는 두 배의 노력이 필요합니다.

이런 식으로 자신의 강점에 맞는 공부법을 알게 되면 그때부터 자기 나름대로 공부법을 확립해 나가면 됩니다. 그러면 미지의 분야에 발을 들였을 때도 이러한 공부법을 응용할 수 있어 공부가 점점 좋아집니다.

극히 드물기는 하지만, 귀로 듣거나 눈으로 보아도 정보를 잘 습득하지 못하는 사람이 간혹 있습니다. 이런 사람은 운동계 뇌번지를 활용해서 정보를 이해하는 과정이 필요합니다.

시각계 뇌번지와 청각계 뇌번지를 모두 동원해 귀로 들은 내용을 컴퓨터에 입력해서 문서로 만든 다음, 그것을 눈으로 보면서 이해하는 것입니다. 들은 내용을 단지 눈에 보이게 적는 것이 아니라, 마치 자신이 경험한 일처럼 일기 형태로 기억하는 등 최대한 실천에 가까운 형태로 접하는 것이 이상적입니다.

나는 시각파?
아니면 청각파?

지금까지 소개한 공부법을 보면서 여러분도 자신이 시각계 뇌번지가 강한 사람인지, 청각계 뇌번지가 강한 사람인지 대충 파악했을 것입니다. 시험을 볼 때, 정답을 소리(선생님이 설명했던 내용이나 자신이 소리 내어 읽은 내용)로 떠올리는지 글자나 영상으로 떠올리는지를 생각해 보면 자신이 어디에 해당하는지 판단할 수 있습니다.

하지만 자신이 어느 쪽에 해당하는지 여전히 확신이 서지 않는다면 앞으로 어떤 식으로 공부해야 할지 망설여지겠지요. 그렇다면 한번 테스트해 봅시다.

먼저 이 책을 덮고 '손목시계'를 거꾸로 말해 보세요.
어땠습니까?

'계시목손'이라는 답에 도달하기 위해
☑ 머릿속에 글자를 영상으로 떠올린 사람은 시각계 뇌
　 번지가 강한 사람
☑ 소리에 의지해 거꾸로 읽은 사람은 청각계 뇌번지가
　 강한 사람
이라고 추측됩니다.

그래도 여전히 확신이 서지 않는 분은 다음의 체크리스
트를 확인해 보시기 바랍니다. 체크를 많이 한 쪽이 여러분
이 강한 뇌번지입니다.

시각계 뇌번지가 우세한 사람의 특징

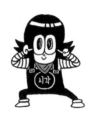

✔ 체크리스트

☐ 스포츠나 게임을 잘한다.

☐ 자연에서 시간을 보내는 것을 좋아한다.

☐ 글자나 숫자를 영상으로 외운다.

☐ 글자를 적거나 그림을 그려 외울 때가 많다.

☐ 그림을 그리거나 본 것을 재현하는 것을 잘한다.

청각계 뇌번지가 우세한 사람의 특징

✔ 체크리스트

☐ 어릴 적에 음악과 관련된 학원에 다닌 적이 있다.

☐ 다른 사람의 이야기를 듣는 것을 좋아한다.
   강연을 듣는 것이 괴롭지 않다.

☐ 음악을 틀어 놓는 등 항상 주위에 소리가 들려야
   마음이 편하다.

☐ 단어나 숫자를 입으로 중얼거리며 외울 때가 많다.

☐ 들은 내용을 메모하지 않아도 잊어버리지 않는다.

음독을 이용한
청각 트레이닝은 필수

    시각계 뇌번지가 우세한 사람이든 청각계 뇌번지가 우세한 사람이든 청각을 움직이는 습관을 기르는 것이 뇌 전체를 활성화하는 데에 매우 중요합니다. 왜냐하면 청각은 시각보다도 기억과 직결되어 있어 기억을 일시적으로 보관하는 창고인 해마에 접근하기 쉽다는 특성이 있기 때문입니다.

    특히 기억에 관해서는 시각계 뇌번지보다 청각계 뇌번지에 기대는 편이 유리한 측면이 있는 것이 사실입니다. 나이가 들어 청력이 떨어지면 기억력이 함께 나빠지는 것도 청각계 뇌번지의 작용이 약해져서 해마로의 접근이 원활하지 않게 되기 때문입니다. 그 정도로 귀를 통해 들어오는 정보는 뇌의 작용을 좌우합니다.

청각을 쓸 때 얻을 수 있는 장점은 청각계 뇌번지뿐만 아니라 다른 뇌번지도 동시에 쓸 수 있다는 점입니다. 평소에 나누는 가벼운 잡담을 예로 들어 봅시다. 원활한 커뮤니케이션을 위해서는 상대방의 말을 잘 듣고(청각계 뇌번지), 이해하고(이해계 뇌번지), 자신이 전하고 싶은 내용을 정리해서(전달계 뇌번지), 이야기하는(운동계 뇌번지) 과정을 거쳐야 하는데, 이때 여러 뇌번지가 동시에 작동합니다.

이를 활용한 공부법 중 하나가 소리 내어 읽기, 즉 음독입니다. 소리를 내지 않고 읽을 때는 주로 시각계 뇌번지가 작용합니다. 하지만 소리를 내어 읽으면 시각계 뇌번지 외에도 전달계와 운동계 뇌번지가 작용하고, 자신의 목소리를 듣기 위해 청각계 뇌번지도 움직입니다. 작용하는 뇌번지가 많을수록 저절로 머리가 좋아진다는 사실은 앞서 설명했습니다.

여러분 중에도 어려운 교재를 소리 내어 읽었더니 머릿속이 정리되면서 내용을 이해할 수 있었던 경험을 하신 분이 많으리라 생각합니다. 이런 현상이 일어나는 것도 음독을 통해 뇌 전체가 활성화된 덕분이라고 생각하면 이해하실 수 있을 것입니다. 또 영어 단어도 속으로 외우지 말고 소리 내어 외우는 편이 기억에 더 잘 남습니다.

다만 앞서 설명한 것처럼 시각계 뇌번지가 우세한 사람은 손으로 쓰면서 소리 내어 읽거나, 적은 내용을 찬찬히 눈으로 훑으면서 소리 내어 외우는 방법을 써 보기 바랍니다.

소리 내어
읽자

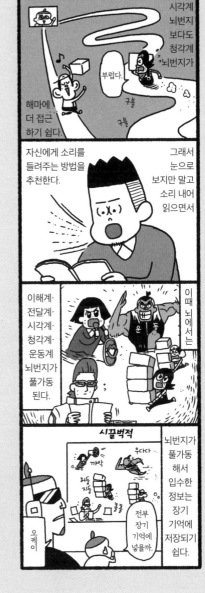

귀를 통해 들어온 정보는 눈을 통해 들어오는 정보보다 해마에 접근하기 쉽습니다. 게다가 직접 소리 내어 읽고 그 소리를 듣는 과정에서 여러 뇌번지가 작동하므로 기억이 더 잘 정착됩니다.

독서를 통해
다시 공부하고 싶을 때
효율적인 공부법

앞서 음독은 여러 뇌번지를 동시에 움직일 수 있어서 기억을 정착시키는 데에 도움이 된다고 설명했습니다. 하지만 언제 어디서든 소리를 내어 공부할 수는 없지요. 바쁜 사업가나 회사원은 전철을 타고 이동하거나 카페에서 잠시 쉬는 틈을 이용해 공부할 때가 많은데, 그런 장소에서는 당연히 큰 소리를 내지 못합니다.

이럴 때 활약하는 것이 전달계 뇌번지입니다.

사람들이 보는 곳에서 지금 읽고 있는 책의 내용을 오래 기억하고 싶을 때는 '지금 읽는 내용을 나중에 다른 누군가에게 설명할 것'을 전제로 책을 읽어 보시기 바랍니다. 혹은 '회사에 도착하면 지금 읽은 책의 내용을 파워포인트로 정리할 것'을 전제로 해도 됩니다. 163쪽에서 이야기한 것처럼 이렇게 의식하기만 해도 전달계 뇌번지가 뇌번지 전체를 감시하는 역할을 해서 평소보다 뇌번지가 더 열심히 작동합니다.

그리고 실제로 전철에서 내리거나 카페에서 나오면서 '이 책에서 하고 싶은 말은 이런 거야'라거나 '책에 대한 감상을 이야기할 때, 이렇게 말하자'라는 식으로 자기 생각을 정리해 보세요. 그러면 이 과정에서 사고계·이해계 뇌번지가 작동합니다.

이때 생각한 내용을 집에 들어와 블로그에 적거나 트위터에 올리고, 글로 쓴 내용을 누군가에게 설명하듯이 소리 내어 읽어 보세요. 167쪽에 소개한 일인극 방법으로 감정계 뇌번지까지 작동시켜서 음독해 본다면 더할 나위 없이 좋겠지요. 감정계 뇌번지가 움직이면 이제껏 본 내용을 기억계 뇌번지가 단기 기억에서 장기 기억으로 전달해 줄 가능성이 커집니다.

저는 아들이 학교에서 돌아와 그날 공부한 내용을 저에게 설명하도록 했는데, 이런 습관을 들인 후부터 아들의 성적이 부쩍 좋아졌습니다. 이처럼 다른 사람에게 설명할 수 있어야만 비로소 제대로 이해했다고 할 수 있습니다.

시간이 없는 사람은
자기 전에 청각을 이용해
공부한다

청각은 아침에 제일 먼저 활동을 시작해 맨 마지막, 잠들기 직전까지 끊임없이 활동합니다. 침대에 누워 눈을 감으면 시각을 통해 들어오는 정보는 차단할 수 있지만, 귀를 통해 들어오는 소리까지 막지는 못합니다. 이러한 뇌번지의 작용을 활용해서 밤에 잠들기 직전의 시간을 활용하는 공부법을 소개해 보려 합니다.

낮에 도저히 공부할 시간을 내지 못했다면 어떻게 해야할까요. 일하다 보면 당연히 그런 날도 있겠지요. 그렇다고

'어휴, 오늘은 아무것도 하지 못했어'라는 부정적인 감정을 그대로 둔 채 잠자리에 드는 것은 좋지 않습니다.

적어도 음독만이라도 한 후에 잠자리에 들고 싶지만, 그조차 할 기력이 없는 날에는 오디오북이나 라디오 등 귀로 들을 수 있는 도구를 사용해 보세요. 오디오북이나 라디오는 이동하는 전철이나 차 안에서 틈틈이 들을 수도 있어서 바쁜 어른에게 매우 편리합니다.

더군다나 앞서 설명했듯이 청각계 뇌번지는 기억계 뇌번지에 잘 다가갑니다. 시각계 뇌번지가 우세한 사람도 뇌번지의 작용을 강화하는 두뇌 트레이닝을 한다는 생각으로 오디오북이나 라디오를 이용해 공부해 보세요.

나중에 설명하겠지만, 인간의 기억은 잠들어 있는 사이에 정리되어 정착됩니다. 이러한 뇌의 특성을 보더라도 잠들기 전에 귀로 정보를 얻는 이 공부법을 추천합니다.

걷기 운동으로
뇌의 정보 처리 능력을
향상한다

52쪽에서 설명한 대로 운동계 뇌번지는 모든 뇌번지의 에너지원입니다. 인간은 어머니의 배 속에 있을 때부터 손을 쥐거나 손가락을 빠는 행동을 하면서 운동계 뇌번지를 작동시킬 준비를 합니다. 그리고 태어나자마자 울음을 터뜨리고 손발을 움직여 뇌의 기능을 발전시켜 나갑니다.

운동계 뇌번지가 작동해야 시각계와 청각계 뇌번지도 움직이고, 시각과 청각을 통한 입력이 있어야 비로소 출력도 가능합니다. 즉, 운동계 뇌번지는 뇌 전체를 돌리는 촉매제

이므로 운동하지 않으면 머리가 나빠집니다.

뇌 전체가 돌아가지 않으면 뇌의 정보 처리 능력도 저하됩니다. 뇌에서 정보를 상상할 때 작용하는 언어 조작 과정에도 운동계 뇌번지가 관여하므로 뇌가 제대로 돌아가지 않으면 창의력도 줄어듭니다.

여러 운동 중에서 제가 특히 권하는 것은 걷기 운동입니다. 사무를 주로 보는 사람은 하루에 총 60분 정도를 걸어 보세요. 그것만으로도 뇌 건강을 유지할 수 있습니다. 뇌를 더 활발히 움직여 지적 생산성을 높이고 싶다면 총 80~90분 정도 걷는 것이 좋습니다. 업무 시간 중에 몸을 움직일 기회가 있다면 그것과는 별개로 30~40분 정도를 더 걷습니다.

걷는 동안, 시간대에 따라 뇌번지의 작용을 적절히 통제하는 것도 좋습니다. 뇌가 피로를 느끼는 퇴근길에는 되도록 사람들이 북적이는 장소나 상점이 늘어선 거리를 피해 눈에 들어오는 정보를 줄이고, 멍한 상태로 걸으면서 뇌의 피로를 풀어 줍니다.

걷기 운동은 건강 유지에 도움이 될 뿐만 아니라, 적절한 피로를 느끼게 해서 수면의 질을 높입니다. 수면의 질도 뇌에 매우 중요하게 작용하는 요인 중 하나입니다.

저는 아침마다 한 시간을 걷습니다. 운동계 뇌번지를 적극적으로 움직이면 뇌번지의 에너지가 증가하고 머리가 좋아지니 걷기 운동을 가볍게 생각하지 말고 하루 습관으로 만들어 보시기 바랍니다.

취침 전 복습 후에는
스마트폰을 보지 않는다

잘 알려져 있듯이 수면에는 얕은 '렘수면'과 깊은 '비렘수면'이 있고, 렘수면과 비렘수면이 하룻밤 사이에 여러 번 반복됩니다. 인간의 뇌는 잠들어 있는 동안에도 활동하는데, 얕은 렘수면 중에는 기억을 재생·정리하고, 깊은 비렘수면 중에는 장기 기억을 형성한다고 알려져 있습니다.

렘수면과 비렘수면이 번갈아 나타나는 수면 리듬이 불안정하면 사람은 똑똑해질 수 없습니다. 이러한 수면 시스템을 이용해 잠들기 전에 머릿속을 정리하면 기억을 더 잘 정착시킬 수 있습니다.

매일 잠자리에 들기 한 시간 전에 외우고 싶은 내용을 떠올리고 정리해 봅시다.

이렇게만 해도 기억계 뇌번지를 움직이는 좋은 방법이 될 수 있습니다. 만약 좀 더 확실히 기억하고 싶은 내용이 있다면 복습을 하세요. 소리 내어 읽으면서 청각계 뇌번지를 작동시켜 해마에 '이건 중요하니까 기억해 둬'라는 메시지를 보내어 잠든 사이에 기억이 정착되기 쉬운 상황을 만드는 것입니다.

이때 주의할 점이 있습니다. 기억에 정착시킬 내용을 복습한 후에 되도록 다른 정보를 입력하지 않는 것입니다. 뇌에는 기존의 정보에 새로운 정보를 덮어씌우려는 시스템이 존재합니다. 그래서 침대에 누운 채로 스마트폰을 만지작거리다 보면 기억이 교란되어 외우고 싶은 내용의 정착률이 떨어지고 맙니다.

하루를 마치며 오늘을 돌아보고 곧바로 자는 것. 이것이 기억력이 좋아지는 '잠들기 전 공부법'입니다.

수면은 뇌번지를 작동시킨다는 관점에서도 중요합니다.

낮에는 뇌가 신경 세포나 신경아교세포(신경 세포 사이를 메우는 세포로, 신경 세포에 영양을 공급하거나 손상된 신경 세포를 회복시키는 일을 한다-역주)의 활동에 몰두하기 때문에 피로 물질 등이 쌓이기 쉽습니다.

이처럼 뇌에 쌓인 쓰레기를 처리하는 작업은 비렘수면 중에 이루어지므로 깊이 잠들었을 때 피로 물질이 더 쉽게 배출됩니다. 치매와 관련이 있는 아밀로이드 베타나 타우 단백질의 배출과도 깊이 연관되어 있으므로 숙면은 뇌의 건강에 매우 중요합니다.

생체리듬의 관점에서는 적어도 밤 10시에 잠자리에 드는 것이 바람직하지만, 사회인에게는 조금 힘들 수 있으므로 되도록 밤 11시, 늦어도 12시가 지나기 전에 자도록 합시다. 참고로 미국 수면 재단에서는 26~64세의 권장 수면 시간을 7~9시간으로 정하고 있습니다. 수면 시간을 7시간 이상 확보하는 것도 어른의 공부에 필수적입니다.

침대에서 스마트폰은 절대 금지

자기 전에 공부하면 기억에 더 잘 정착하지만, 공부를 마친 후 잠들기 전에 쓸데없는 정보를 입력하면 뇌가 혼란스러워합니다. 공부한 후에 텔레비전이나 유튜브 영상, 스마트폰 등을 보면서 불필요한 정보를 뇌에 넣지 않도록 합시다.

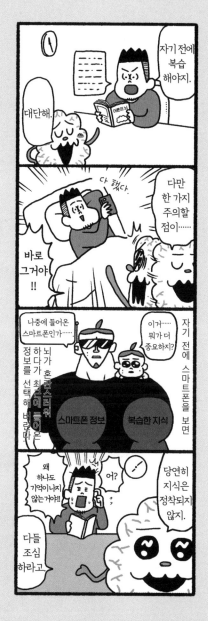

그렇지만 애초에 뇌번지들은 원래 다 게으르잖아.

 응. 기본적으로 농땡이를 치기 좋아하지.

농땡이를 부리지 않고 기분 좋게 움직이게 할 방법이 있어?

 당연히 있지. 좋아하는 자극을 주면 저절로 움직인다고.

예를 들면?

 '마감 기한까지 이제 한 시간 남았어!' 같은 짜릿짜릿한 상황이나 '루틴을 바꾸는 것'을 아주 좋아하지.

정말이지 별나다니까.

5장

어른의 뇌 능력을
강화하는
굉장한 습관의 기술

뇌는 마감 기한을
좋아한다

뇌는 마감 기한을 설정해 놓으면 더 잘 움직이는 특성이 있습니다.

예를 들어 마감 시간까지 앞으로 10분밖에 남지 않은 상황에서는 뇌가 풀가동되어 엄청난 집중력을 발휘합니다. 하지만 마감 기한까지 아직 여유가 있을 때는 이런저런 일에 자꾸 신경을 쓰다 결국 마감 전날까지 아무것도 하지 못하는 일도 벌어집니다.

도쿄 올림픽과 베이징 올림픽 개회식에서 토마스 바흐

국제올림픽위원회IOC 위원장이 한 연설이 화제가 된 적이 있습니다. 일반인과는 비교조차 되지 않을 만큼 뛰어난 집중력을 지닌 스포츠 선수들조차 집중하지 못한데다 심지어 일부 선수들은 바닥에 앉아 지루해하는 모습을 그대로 보여주었지요. 만약 연설 시간이 처음부터 2분으로 정해져 있었다면 다들 집중해서 듣지 않았을까요.

시간상 아직 여유가 있고 끝이 보이지 않는 상황에는 감정이 끼어들기 쉽습니다. '지겨워', '그러고 보니 그 일정은 어떻게 되었지?' 하는 식으로 지금 눈앞에 닥친 일과 무관한 일이 자꾸만 신경 쓰여 말 그대로 정신이 산만해지고 집중력이 떨어져 버립니다.

어차피 뇌는 게으릅니다. 그러므로 일에 착수하기 전에 마감 기한을 정해 놓아야 합니다. 그리고 마감 기한까지 남은 기간이 짧을수록 뇌는 풀가동됩니다.

오늘은 시간이 있으니까 세 시간 동안 공부하자고 분발해도, 세 시간은 뇌에 너무 긴 시간입니다. 뇌가 작업하기 쉬운 시간은 20~50분입니다.

서투른 분야나 약한 뇌번지일수록 쉽게 피로를 느끼는

경향이 있으므로 어려운 분야는 좀 더 짧게, 잘하는 분야는 조금 길게 기한을 설정하는 것이 좋습니다. 또 똑같은 50분을 공부하는 데에 쓰더라도 시간을 10~20분 단위로 세세하게 나누면 50분 동안 집중력을 유지할 수 있게 됩니다.

처음 10분 동안은 교재를 눈으로 가볍게 훑고, 그다음 20분 동안은 중요한 내용을 적으면서 음독하고, 그다음 10분 동안은 쪽지 시험을 보고, 마지막 10분 동안 답안지를 정답과 맞추며 복습한다.

이런 식으로 대략적인 기준을 정해 두면 뇌가 망설이지 않고 원활하게 작동할 것입니다.

마감 기한을 정해 두면 기억력이 향상되는 효과도 거둘 수 있습니다. 시간과 관련을 지으면 기억을 관장하는 해마가 망설이지 않고 빠르게 작동해 준다는 사실이 뇌과학적으로 밝혀졌습니다. 그러므로 앞서 설명했듯이 공부할 때 시간을 세세하게 나누는 방법은 집중력뿐만 아니라 기억력까지 향상되는 일석이조의 학습법이라 할 수 있습니다.

게다가 10분 단위로 계획을 짜려면 무엇을 어떻게 해야 할지 선택해야만 하므로 사고계 뇌번지를 강화하는 일도 되기 때문에 실제로는 일석삼조가 됩니다.

또 112쪽에서 설명한 것처럼 어른은 공부할 때 이해계 뇌번지를 사용해야만 합니다. 하지만 이해계 뇌번지가 게으름을 피우는 상태라면 필요한 순간에 능력을 100% 발휘해 주지 않을 것입니다.

이처럼 이해계 뇌번지의 작용이 약해져 있는 상황에서는 처음에 시간을 정해서 무언가를 하는 것을 어려워하는 경향을 보일 수 있습니다. 본인이 여기에 해당하는 것 같은 분은 평소에 '지금부터 5분 동안 가방 정리하기', '지금부터 15분 안에 나갈 준비하기'처럼 시간을 나누어 하루 루틴을 실행하는 습관을 들이기만 해도 이해계 뇌번지를 단련할 수 있으니 꼭 한번 해 보시기 바랍니다.

처음에
마감 기한을
설정한다

못하는 일은 조금 짧게, 잘하는 일은 조금 길게 마감 기한을 설정하는 것이 좋습니다. 작업을 시작하기 전에 반드시 '20분'이라고 정해 놓으면 게으름을 피우기 좋아하는 뇌도 움직여 줍니다.

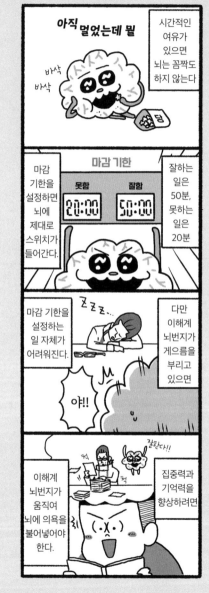

싫증을 잘 내는 뇌를 위해
시점을 바꿔 본다

기억을 정착시키려면 복습은 필수입니다. 하지만 뇌는 기본적으로 게으름뱅이이므로 어렴풋이나마 기억이 나는 내용은 '그건 다 알아'라고 여유를 부리면서 이해계 뇌번지를 쓰지 않고 적힌 내용을 수박 겉핥기식으로 넘겨 버리려고 합니다.

영화도 일주일 안에 똑같은 작품을 두 번 관람하면 처음 봤을 때보다 두 번째로 볼 때 집중도가 떨어집니다. 이 같은 뇌의 특성을 이해해서 공부한 내용을 복습할 때는 같은 내용도 지겹게 느껴지지 않도록 노력할 필요가 있습니다.

싫증이 나지 않게 하는 가장 간단한 방법은 시점을 바꾸는 것입니다. 영화로 치면 처음에는 주인공 시점에서 보고, 두 번째는 주인공의 연인 역할에 감정을 이입해 보는 식으로 '오늘은 이 주제에 특히 주목해서 복습하자'라는 식으로 스포트라이트를 비추는 위치나 방향을 바꿔 가면서 공부하는 것입니다.

'오늘은 이것을 하자'라는 것은 뇌의 리더인 사고계 뇌번지의 작용인데, 현실 사회와 마찬가지로 상사인 사고계 뇌번지가 지령을 내리면 빈둥거리고 있던 뇌번지도 벌떡 일어나 움직이기 시작합니다. 평소에 거리를 걸을 때도 '오늘은 숫자 5를 찾아보자'라든가 '치과가 몇 개 있는지 세어 보자'라는 식으로 사고계가 지령을 내려 특정한 것을 찾게 하면 보는 힘(시각계 뇌번지)과 이해하는 힘(이해계 뇌번지) 그리고 기억력(기억계 뇌번지)까지 단련할 수 있습니다.

잘하는 사람을 따라 하면
습득 속도가 향상된다

여러분은 주위에 존경하거나 롤 모델로 삼고 싶은 사람이 있습니까. 만약 있다면 참 다행입니다. 모방은 창조의 어머니라는 말도 있듯이 롤 모델로 삼고 싶은 사람을 따라 하면 이제껏 자신에게 없던 새로운 뇌의 작용을 받아들여 자신을 성장시킬 수 있습니다.

영어 학습법으로 유명한 섀도잉은 외국어를 귀로 듣자마자 따라 하는 방법인데, 이 과정에서 모방을 돕는 '거울 뉴런'이라는 뇌의 신경 세포가 작용합니다. 이 거울 뉴런은

새도잉처럼 어떤 것을 모방할 때만이 아니라, 타인의 감정에 공감할 때도 작동하는 특징이 있습니다.

즉, 처음 도전해 보는 일도 '나도 저렇게 되고 싶어'라는 마음으로 누군가를 따라 하면 그것만으로도 습득 속도가 향상되는 것입니다.

자신도 저렇게 되고 싶다고 누군가를 동경할 때, 사람들은 대부분 자신에게 없는 점을 부러워합니다. 아니면 자신에게도 그런 면이 조금은 있지만, 아직 이상적인 수준에 도달하지 못한 상태일 수도 있습니다. 그렇기에 동경하는 사람을 따라 하는 행동은 아직 더 성장 가능성이 있는 뇌번지를 활성화하는 결과를 낳습니다.

처음에는 자신이 그 사람의 어떤 부분에 끌렸는지를 명확히 파악해야만 합니다. 동경심이나 존경심 같은 친근한 감정을 느끼기만 해도 상대방에 대한 이해도가 올라가기 때문에 이 작업 자체는 그리 어렵지 않게 느껴질 것입니다.

'나도 저런 식으로 행동하고 싶어', '일을 추진하는 방식에서 이런 점을 배우고 싶어' 하는 식으로 구체적인 내용을 몇 가지 떠올려 보면 됩니다. 그다음 '어떻게 하면 저런 사람이 될 수 있을까?', '저런 사람이 되려면 내 생활이나 태도를 어떻게 바꿔야 할까?' 생각해 봅니다. 곧바로 답이 나오지 않더라도 끊임없이 고민하다 보면 이해계 뇌번지가 자극을 받습니다.

앞으로 자신이 본받고 싶은 점이나 따라 하고 싶은 포인트를 몇 가지 발견하고 나면 이를 실제 생활에 적용해 일주일 정도 실천해 봅시다. 사고나 행동이 조금 변화하기만 해도 어떤 일이나 세상을 보는 관점이 달라집니다.

새로운 습관을 들여 봤는데도 큰 변화를 느끼지 못할 때는 다시 그 사람을 자세히 관찰해 보세요. 일주일 동안 경험해 본 만큼 그 전에는 미처 보지 못한 새로운 점을 발견할 수 있을 것입니다.

이렇게 여러 차례 시행착오를 반복하다 보면 뇌의 고속도로와 일반도로가 정비되어 뇌번지에 매우 쾌적한 환경이 조성됩니다.

공부를 시작하기 전에
5분간 참고서를
훌훌 넘겨본다

몇 번이나 말했지만, 뇌는 이미 아는 정보에 친근감을 느 낍니다. 흥미가 있는 주제를 접하면 뇌번지는 매우 잘 작동 하며, 좀 더 알고 싶다며 적극적으로 나설 때 학습 효과가 크게 올라갑니다. 이러한 뇌의 성질을 이용하려면 공부를 시작하기 전에 잠깐만이라도 전체적인 내용을 봐 둘 필요 가 있습니다.

골인 지점이 정해지지 않은 마라톤을 달리라고 하면 설 령 프로 선수라 할지라도 불안하고 망설여질 것입니다.

42.195킬로미터 앞에 골인 지점이 있다는 사실을 알기에 페이스를 배분하거나 마지막 순간에 남은 힘을 모조리 쏟아부을 수 있는 것입니다.

공부도 이와 마찬가지입니다. 이 시험에서 합격하려면 이것만큼은 공부해 둘 필요가 있다는 식으로 전체적인 내용을 먼저 파악하고 나서 사고계 뇌번지가 계획을 세우면, 다른 뇌번지에 지시를 내리기도 쉬워지므로 좀 더 차분한 마음으로 공부를 시작할 수 있습니다.

전체적인 내용을 파악하는 것이 목적이므로 얇은 참고서를 훌훌 넘겨보는 정도로도 충분합니다. 두꺼운 참고서를 펄럭펄럭 넘겨 봤자 '이런 것까지 해야 하나' 싶은 마음이 들어서 스트레스가 쌓이고, 스트레스를 받으면 해마가 위축되어 기억력까지 저하되어 버립니다.

뇌는 이미 알고 있는 정보를 더 선호하는 성질이 있으므로 처음 접하는 분야의 세미나나 강연 내용이 어렵게 느껴질 때는 사전에 핵심 키워드만이라도 조사해 가면 내용이 귀에 더 쏙쏙 들어올 것입니다.

아침에 짧게 공부하고, 하루 동안 기억으로 정착시킨다

뇌는 복습을 꾸준히 하면 중요한 정보라고 인식해 기억합니다. 이러한 특성을 최대한 발휘할 수 있도록 아침에 짧은 시간만이라도 공부하기를 추천합니다.

뇌는 마감 기한을 좋아하는 데다 아침의 뇌는 수면을 통해 리셋된 상태이므로 짧은 시간만으로도 효율적으로 공부할 수 있습니다.

아침에 공부한 내용을 이동 시간이나 잠시 비는 시간을 이용해 착실히 복습(보거나 듣기만 해도 됩니다)하면서 하루

동안 뇌와의 연속성을 계속 유지합니다. 그리고 자기 전에 마무리 복습을 하면 기억으로 완전히 정착시킬 수 있습니다. 바쁜 사회인에게는 이러한 일정이 최선입니다.

타인이 추천하는
공부법보다
자신이 관심 있는 일을
우선한다

"이 분야를 공부할 생각이라면 이 책은 반드시 읽어 두는 편이 좋아"라고 다른 사람의 추천을 받아도 그 방법은 오직 그 사람에게만 최선이었을 뿐입니다. 몇 번이나 말하지만, 뇌는 자신이 좋아하는 일에는 망설이지 않고 뇌번지를 작동합니다. 물론 이제껏 설명해 온 방법을 이용해서 다른 사람이 추천한 방법과의 친밀도를 높이는 방법도 생각해 볼 수 있지만, 가장 쉽고 빠른 방법은 본인 스스로 흥미를 느끼는 것입니다.

예를 들어 영어 공부를 할 때, 다양한 영어 표현을 접하려고 서양 영화를 보는 사람이 많습니다. 이때 사람들은 보통 '나는 비즈니스 영어를 익히고 싶으니까 사업가가 활약하는 영화를 봐야지'라는 식으로 자신의 목적에 맞는 영화를 선택하는 경향이 있습니다.

하지만 이 방법은 영어 회화에 어느 정도 익숙해지고 영어를 즐기게 된 이후에는 괜찮지만, 아직 영어가 낯설고 겁이 나는 단계에서는 좋은 방법이라 할 수 없습니다. 축구를 좋아하면 축구를 소재로 한 영화, 악기를 다룰 줄 알면 음악을 주제로 한 영화처럼 목적이 아니라 자신이 평소에 관심 있어 하는 장르를 돌파구로 삼아야 합니다.

평소에 자신이 관심 있었던 분야라면 그 분야에서 자주 쓰이는 전문 용어나 중요한 사건 같은 '배경지식'을 이미 갖추고 있을 것입니다. 잘 모르는 단어가 나와도 등장인물들이 주고받는 대화를 통해 이야기의 흐름을 예측할 수도 있을 것입니다.

그러나 전혀 관심이 없는 장르의 영화를 보면 '이 단어가 무슨 뜻이지?', '이 사람들은 무슨 관계지?' 같은 점들이 신경 쓰여 이해계 뇌번지가 강한 자극을 받게 되므로 결국 영어와 친숙해지고 듣기 능력을 향상하려던 본래의 목적에서 벗어나고 맙니다. 뇌는 자신이 '좋아하는 것'에 가장 먼저 반응한다는 사실을 잊지 마세요.

문제 풀이보다
오답 정리에 시간을 들인다

　자격증 시험을 공부할 때는 기출문제나 관련 문제집을 볼 때가 많을 것입니다. 문제집을 풀면 이제껏 공부한 내용을 떠올리기 위해 기억계 뇌번지에 접근하게 되고, 답을 쓸 때는 운동계 뇌번지도 작용합니다. 문제를 풀다 보면 어느 부분에 대한 이해가 여전히 부족한지도 보이므로 시각계·이해계·전달계 뇌번지도 작동합니다. 그러니 문제 풀이는 매우 효과적인 공부법이라 할 수 있습니다.

　하지만 기왕 문제집을 이용해 공부할 거라면 한정된 시

간 동안 더 효율적으로 공부할 수 있도록 문제 풀이보다 오답 정리에 시간을 할애하는 편이 좋습니다. 오답 정리를 하면서 문제를 틀린 이유를 찾거나 문제를 푸는 방법을 다시 확인하는 과정에서 사고계 뇌번지가 자극됩니다. 사고계 뇌번지가 작동하면 그 문제에 대한 이해도나 기억력을 높일 수 있습니다.

그리고 또 하나 잊어서는 안 되는 점이 있습니다. 바로 자신이 틀렸다는 사실을 받아들이는 자세입니다. 학생 때 공부를 잘한 사람일수록 문제를 틀리는 것을 싫어하는 경향이 강한데, 뇌의 메커니즘 측면에서 보자면 문제를 풀기 위해 기억에 접속하고 이리저리 고민하는 시점에서 이미 사고계 뇌번지를 작동시킨다는 목적은 달성한 것입니다.

게다가 문제를 틀렸다고 실망하거나 아쉬워하는 등 감정이 동요되면 그 문제가 기억에 더 오래 남게 되는 장점도 있습니다. 그러니 잘 모르겠다고 냉큼 포기한 채 답안지를 보기보다는 어떻게든 답을 생각해 내는 편이 좋습니다.

도파민이 나올 때
기억의 정착률이 올라간다

뇌라는 기관은 인간이 살아가는 데에 꼭 필요하며, 매우 섬세하고 복잡한 구조로 되어 있지만, 다루는 방법은 매우 간단합니다. 어떻게든 뇌를 기쁘게 해 주는 것. 이것을 기준으로 생각하면 됩니다.

업무상 필요해서 어려운 자격증 시험을 쳐야 하는 상황이라면 부담이 이중, 삼중으로 작용하겠지요. 만약 그런 막대한 부담감에 짓눌릴 듯한 기분이 든다면 그 압박감에 걸맞게 자신을 위해 큰 보상을 마련해 두세요.

'이 시험이 끝나면 휴가를 내서 해외여행을 가자', '기출 문제를 풀어서 합격 가능한 점수가 나오면 오늘은 밤새 게임을 해야지!' 하는 식으로 자신이 가장 기뻐할 만한 보상을 정해 두는 것입니다.

설레는 마음으로 공부를 시작하면 뇌 보수계에서 쾌락 전달 물질인 도파민이 분비되어 해마나 사고계 뇌번지 등의 작용이 좋아지고 결과적으로 기억의 정착률이 향상됩니다. 게다가 여러 뇌번지가 동시에 작용하면 도파민이 더 잘 분비되는 선순환이 발생합니다.

자신의 마음은 스스로 다스릴 수 있습니다. 즐거운 감정을 스스로 끌어내 보세요. 그렇게만 해도 뇌는 기분 좋게 작동해 줍니다.

참고로 이러한 도파민은 자신이 원하는 모습을 입으로 소리 내어 말해 보기만 해도 분비됩니다. 그러므로 "나는 이렇게 될 거야!"라는 바람을 자신에게 자주 들려주는 것이 좋습니다. 그렇게 자주 들려줄수록 뇌에서는 염원이 실현되는 순간을 반복해서 상상하면서 그 모습에 다가가기 위한 행동을 취하게 됩니다.

공부하기 가장 좋은 시간은
일을 끝마친 직후다

일에 필요한 뇌번지가 기분 좋게 움직여 주는 시간은 8~10시간 정도입니다. 일이 끝나면 업무 내용과 비슷한 공부를 해도 뇌가 뜻대로 움직여 주지 않습니다. 지친 뇌번지는 그 이상 부하가 걸리지 않도록 에너지 절약 모드에 돌입하고, 깊이 생각하기를 그만두는 '뇌의 자동화'를 일으켜 공부 효율이 지나치게 떨어져 버립니다.

하지만 뇌 전체가 완전히 지친 것은 아닙니다. 지친 것은 장시간 사용한 뇌번지뿐입니다.

예를 들어 영업직이나 서비스업처럼 근무 시간에 다른 사람을 접할 기회가 많은 직종에 종사하는 사람은 언어 능력을 담당하는 전달계 뇌번지를, 문서 작업을 많이 하는 사무직 종사자는 주로 시각계 뇌번지와 사고계 뇌번지를 혹사한 상태일 것입니다.

집에 돌아와 휴식을 취하는 가장 좋은 방법으로 목욕이나 반주를 꼽는 사람이 많을 것입니다. 하지만 뇌를 쉬게 하려면 그것만으로는 부족합니다. 낮에 거의 사용한 적이 없는 뇌번지를 자극해야 뇌가 생기를 되찾고, 지쳐 있다는 의식에서 자신을 해방할 수 있습니다.

그러므로 '오늘은 지쳐서 공부를 못하겠어'가 아니라 '오늘은 지쳤으니 공부해서 뇌의 피로를 풀어 주어야지'라고 생각하는 것이 합리적입니다.

물론 일로 혹사당한 뇌번지가 아닌 다른 뇌번지를 사용하는 것이 절대 조건입니다. 책상에 앉아 있는 시간이 짧은 사람은 집에 돌아가는 길에 카페에 들르거나 집에 돌아와 교재를 펼쳐 시각계 뇌번지를 자극해 보고, 업무 중에 대화할 기회가 없는 사람은 온라인으로 영어 회화 수업을 받아

보는 것도 좋습니다. 또 공부할 내용을 소리 내어 읽거나, 자신이 강사가 되었다고 생각하고 혼자 수업하면서 전달계 뇌번지를 움직여 보세요.

이 밖에도 헬스클럽에 다니거나 산책하거나 손끝을 움직이는 취미를 즐기면서 운동계 뇌번지를 자극하는 방법도 추천합니다.

의료직이나 간병직, 서비스직처럼 다른 사람을 돌봐야 하는 직종에 종사하는 사람은 감정계 뇌번지가 피폐해져 있으므로 원예, 목공, 재봉 같은 취미 활동을 통해 시각계 뇌번지를 자극하거나 기회가 된다면 자연에서 유유히 산책을 즐기는 것도 좋은 기분 전환이 될 것입니다.

공부하다
집중력이 떨어졌을 때는
시각계 뇌번지를
쉬게 한다

공부나 문서 작업을 집중해서 하다가 '좀 피곤한데', '집중력이 떨어진 것 같은데' 같은 느낌을 받을 때가 있지요? 이때는 뇌도 실제로 지쳐 있습니다. 공부나 문서 작업에는 시각계 뇌번지가 주로 쓰이는데, 엄청난 양의 정보를 처리할 때 뇌는 대량의 산소를 소비합니다. 산소가 부족해지면 뇌는 괴로워져 '피곤해', '지쳤어' 하고 신호를 보내기 시작합니다.

이때 작업을 쉬지 않고 계속해서 같은 뇌번지를 사용하

다 보면 자율신경의 균형이 깨져 불면증이나 현기증, 어깨 결림 같은 증상을 초래하게 됩니다. 몸 상태가 나빠지면 스트레스를 받아 의욕마저 떨어지므로 뇌가 지쳤다는 신호를 보내면 일단 하던 일을 멈추고 잠시 재충전하는 것이 좋습니다.

오랜 시간 앉아서 공부나 컴퓨터 작업을 했다면 자리에서 일어나 가벼운 스트레칭 등을 해 보세요. 쉬는 동안 스마트폰을 보거나 책을 읽으면 공부나 컴퓨터 작업을 할 때 사용하는 뇌번지를 거의 비슷하게 사용하므로 재충전이 되지 않습니다.

가장 좋은 방법은 조용한 곳에서 눈을 감은 채로 아무것도 하지 않는 것입니다. 시각계 뇌번지를 쉬게 하고 정보를 차단하는 것이 재충전하는 최고의 방법입니다.

'연휴 후유증'은
뇌가 '좋은 변화'를
겪고 있다는 증거다

주로 써서 고속도로로 변한 뇌번지뿐만 아니라 평소에 거의 쓰지 않는 뇌번지까지 작동하도록 의식해서 하루하루를 보내고 있다고 하더라도, 하루에 여덟 시간 이상을 업무에 할애하다 보면 아무래도 뇌번지를 편중되게 사용할 수밖에 없습니다.

늘 똑같은 뇌번지만 계속 사용하다 보면 아이디어도 고갈되고, 사고가 편협해집니다. 그렇다고 자주 사용해서 이미 고속도로로 변해 버린 뇌번지를 굳이 쓰지 않으려고 하는 것도 불가능에 가깝습니다.

그래서 저는 일 년에 두 번, 일주일 동안 반드시 휴가를 내어 보통 해외에서 시간을 보냅니다. 해외여행을 가기 어려울 때는 니가타현에 있는 본가로 돌아가 등산이나 낚시를 즐기면서 자연에 오래 머무릅니다.

일을 일주일간 쉬고 저 자신을 일상과 전혀 다른 환경에 놓아두면 '다시 일터로 돌아가기 싫다'라는 생각이 절로 듭니다. 이러한 감정을 부정적으로 받아들이는 분이 많을 텐데, 사실 뇌에는 긍정적인 변화라 할 수 있습니다. 이는 뇌번지가 예전과 전혀 다르게 작동하고 있기에 생기는 감정이기 때문입니다.

너무 많이 사용한 뇌번지를 쉬게 하고, 평소에 거의 쓰지 않은 뇌번지를 자극하는 것. 그런 방식으로 뇌를 정기적으로 재정비할 수 있도록 지금의 상태에서 일시적으로 이탈하는 습관도 어른에게는 필요합니다.

아침에 평소와 다른 시각에
출근해 보자

아침에 일어나 집을 나설 때까지 하는 행동과 순서가 정해져 있고, 늘 같은 시각에 같은 길을 걸어 출근하고 있지는 않습니까? 이래서야 뇌의 자동화를 피할 수 없습니다. 하지만 이러한 현상을 타파하는 방법은 매우 간단합니다.

평소와 다른 풍경을 접하도록 일부러 다른 시간에, 평소에 다니지 않던 길로 출근해 보는 것입니다. 가장 좋은 방법은 평소보다 한두 시간 일찍 집을 나서는 것입니다. 역으로 향하는 사람이 평소보다 적으면 거리를 둘러싸고 있는 공기도 다르게 느껴집니다. 평소에 듣지 못했던 새소리가 갑자기 귓가에 들리고, 가게 앞에 물건을 내리는 트럭이 눈에 들어오는 등 평소와 다른 풍경이 보여 시각계·이해계·사고계·감정계 등 여러 뇌번지가 자극을 받습니다.

일찍 일어나는 습관을 들이면 자연스레 일찍 잠자리에 들게 되어 수면의 질이 향상되는 장점도 있기에 저는 늘 이 방법을 추천합니다. 일찍 일어나기가 힘들다면 평소보다 10~20분 만이라도 일찍 집을 나서 보세요. 그러기만 해도 익숙한 풍경이 사뭇 다르게 느껴질 것입니다.

그 10분조차 일찍 나갈 수 없을 때는 출퇴근 경로를 바꿔 보는 방법도 있습니다. 역까지 조금 돌아가거나 전철을 평소와 다른 위치에서 타기도 하고, 전철 안에서 스마트폰을 하지 않고 차창 밖 풍경을 바라보거나 다른 사람을 관찰해 보는 것입니다. 그런 식으로 평소와 다른 행동을 해 보세요.

평소에 잘 쓰지 않는 손으로
양치질을 해 보자

오른손잡이인 사람은 오른손에 지령을 내리는 좌뇌가 활발해집니다. 반대로 왼손잡이인 사람은 우뇌가 활발하게 움직입니다. 일부러 의식하지 않으면 평소에 주로 쓰는 손이 쓰기 편하므로 당연히 그 손만 쓰게 됩니다.

하지만 그렇게 되면 평소에 쓰지 않는 손에 지령을 내리는 우뇌나 좌뇌에 점차 구멍이 듬성듬성 생깁니다. 그리고 그렇게 구멍이 생기는 부분부터 기능이 쇠퇴하면서 뇌에 노화가 일어납니다.

주로 쓰는 손이 아닌 반대 손을 쓰면 뇌에 구멍이 생기는 것을 예방할 수 있을 뿐만 아니라 좌뇌와 우뇌의 교류가 활발해져서 좌뇌와 우뇌를 동시에 단련할 수 있다는 장점도 있습니다.

먼저 아래에 제시한 상황에서 평소에 잘 쓰지 않는 손을 사용하려고 노력해 보시기 바랍니다.

☑ 샤워할 때

☑ 걸레질할 때

☑ 양치질할 때

처음에는 위화감이 들겠지만, 그런 위화감이 바로 뇌에 자극을 줍니다. 단, 이러한 새로운 자극도 익숙해지면 뇌의 자동화를 초래할 수 있으므로 시간이 날 때 왼손으로 글씨를 써 보는 방법도 추천합니다. 평소에 잘 쓰지 않는 손으로 자신의 이름을 적어 보는 것입니다.

그것도 익숙해지면 이번에는 양손으로 동시에 똑같은 크기의 글자를 써 보거나 오른손과 왼손에 종류가 다른 펜을

쥐고 글씨를 써 보세요. 이렇게 조금씩 변화를 주면 신선함을 유지한 채로 훈련을 이어 나갈 수 있습니다.

스마트폰 사용으로
뻑뻑해진 안구를
움직이는 트레이닝

사람은 안구를 움직여서 눈앞에 일어나고 있는 일을 정확히 판단합니다. 즉, 안구를 움직일수록 이해계 뇌번지도 잘 작동하는 것입니다. 눈을 통해 얻은 정보를 이해하고, 그 정보를 업무에 어떻게 활용한 것인지, 그 정보가 자신에게 어떠한 영향을 끼칠지 고민할 때도 이해계 뇌번지가 작용합니다.

하지만 요즘은 생활 속에서 안구를 움직일 기회가 극단적으로 줄어들고 있습니다. 가장 큰 원인은 바로 스마트폰입니다. 공부나 일을 하다가 틈틈이 안구를 움직이는 간단한 트레이닝을 습관처럼 해 보세요. 방법은 간단합니다. 다음 페이지를 참고해 연습해 보시기 바랍니다.

POINT

얼굴은 정면을 향한 채로 안구만 움직인다.

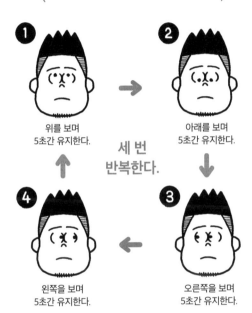

① 위를 보며
5초간 유지한다.

② 아래를 보며
5초간 유지한다.

세 번
반복한다.

④ 왼쪽을 보며
5초간 유지한다.

③ 오른쪽을 보며
5초간 유지한다.

세 번을 모두 마치면 눈을 감고
온몸에 힘을 푼 채로 잠시 가만히
누워 지친 뇌를 쉬게 하세요.

뇌가 게으름을 피우지 않도록
스마트폰 앱의 위치를 바꾼다

스마트폰 하나만 있으면 뭐든지 할 수 있는 요즘 시대, 하루에도 몇 번씩 여는 앱이 자신의 스마트폰에서 어디에 있는지 아마 대부분 파악하고 있을 것입니다. 어쩌면 생각하기도 전에 손가락이 반사적으로 움직이는 사람도 있을지 모르겠습니다.

하지만 아시다시피 생각하지 않아도 할 수 있는 일은 뇌의 자동화를 초래합니다.

익숙해진 앱 배치를 과감히 바꿔보세요. 하루에도 몇 번씩 앱을 열기 때문에 하기 싫어도 저절로 뇌가 훈련됩니다. '그 앱을 어디에 두었지?'라며 안구를 열심히 움직이다 보면 시각계·이해계·사고계 뇌번지가 크게 자극됩니다.

"나이를 먹으니 집중력이 떨어졌어."

그런 한탄 섞인 소리를 자주 듣습니다. 하지만 그게 정말로 나이 탓일까요? 저는 예순 살이 넘었지만, 젊었을 때보다 집중력이 떨어졌다고 느낀 적이 한 번도 없습니다.

뇌는 흥미로운 것을 좋아합니다. 인간의 뇌는 나이를 먹을수록 성숙하고, 더 흥미를 느끼게 됩니다. 흥미로운 것을 발견하면 뇌는 지칠 줄 모르고 집중력을 발휘합니다. 이것이 누구나 똑같이 지닌 뇌의 특성입니다.

인간의 뇌는 참으로 신기합니다. 원래 높은 집중력을 발휘할수록 산소를 대량으로 소비하므로 뇌가 지쳐야 정상입니다.

하지만 실제로는 어떨까요. 자신이 흥미를 느껴 주위 소리도 듣지 못할 만큼 어떤 일에 집중하고 나면 오히려 상쾌

한 기분을 느낍니다.

저는 20대 후반부터 본격적으로 뇌 연구를 시작했지만, 그렇게나 피곤한 일을 하고도 어째서 상쾌함을 느끼는지 아직도 의학적으로 설명할 수가 없습니다. 이처럼 아직 모르는 점이 많기에 여전히 뇌 연구에 흥미를 느끼는 것이겠지요.

제가 운영하는 클리닉을 방문하시는 분들은 "요즘 부쩍 깜박할 때가 많아요"라든가 "다시 예전처럼 머리가 잘 돌아갔으면 좋겠어요"라는 식으로 뇌의 변화에 위화감을 느끼거나 뇌와 관련된 고민을 털어놓습니다. 사실 그분들이 느끼는 감정의 이면에는 '건망증이 더 심해지지 않도록 해서 인생을 더 즐기고 싶다', '예전처럼 쌩쌩한 머리로 사업을 확장하고 싶다'라는 적극적인 마음이 숨어 있습니다.

그런 분들은 뇌 MRI 진단을 통해 자신의 약한 뇌번지를 눈으로 확인하고 나면 그것을 어떻게든 개선하려고 저의 조언에 진지하게 귀를 기울이고 실천해 주십니다. 그러면 빠른 분은 2주, 평균 3개월 정도 후에 뇌의 가지에서 변화가 관찰됩니다.

뇌에는 평생 다 쓰지도 못할 만큼 많은 '잠재 능력 세포'가 잠들어 있는데, 이것들을 자극하면 나이에 상관없이 뇌가 활성화됩니다. 게다가 평소에 거의 쓰지 않은 뇌번지를 사용하기만 해도 뇌의 네트워크가 강화되어 뇌 전체가 균형적으로 작동하게 됩니다.

그러면 뇌 전체의 기능이 향상되어 더 많은 것들에 흥미를 느끼게 되고, 자신의 가능성을 한없이 높일 수 있게 됩니다.

뇌의 쇠퇴에 나이는 그저 핑계에 불과합니다.

이 사실을 솔직히 받아들일 수만 있다면 여러분의 뇌는 앞으로도 더 성장해 나갈 것입니다. 백 세 시대를 즐기려면 튼튼한 다리와 허리 그리고 체력도 필요하지만, 신체의 총사령관인 뇌를 건강하게 유지하는 것이 필수입니다.

이 책의 끝에 20~60대 이상을 위한 '연령대별 뇌 사용 설명서'를 소개해 두었습니다. 그것을 보면 연령대별로 보통 어느 부분이 취약하고 어느 부분을 성장시키면 좋은지 알 수 있습니다.

여러분의 뇌가 지닌 '능력'을 믿고, 인생의 막을 내리는 그 순간까지 뇌를 성장시켜 나가시기 바랍니다.

내과 의사·뇌 전문가 가토 도시노리

뇌에는 연령대별로 '전성기'인 부위가 있다.

그 '전성기'를 맞은 부위들을 잘 사용해서

자신이 서툰 일을 극복해 나가면

나이를 먹어도 뇌와 잘 어울려 나갈 수 있다.

20대, 30대, 40대, 50대, 60대 이후

연령대별
뇌 사용 설명서

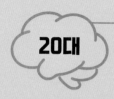

20대

특징

✦ 이해계 뇌번지가 아직 미숙해서 30대 이후보다 어떤 일에 대한 이해나 흥미가 비교적 떨어진다.

✦ 20대 초반까지는 무의미 기억이 아직 우세해서 보거나 들은 것을 단순히 기억하는 것을 잘한다.

추천하는 뇌 사용법

○ 전달계 뇌번지를 단련하자. 소리 내어 읽거나 다른 사람에게 알기 쉽게 전달하는 능력을 기르면 전달계 뇌번지가 발달한다.

○ 30대의 뇌를 위해 얕고 넓게라도 좋으니 폭넓은 분야의

지식을 쌓는 것이 중요하다. 책을 많이 읽을 것을 권한다. 사물에 대한 폭넓은 지식을 습득하고, 의문이나 흥미를 느끼기 시작하면 아직 미숙한 이해계 뇌번지도 잘 작동하게 된다.

- 뇌의 정보 조작 능력, 언어 조작 능력을 향상할 수 있도록 적극적으로 운동해서 운동계 뇌번지를 움직이자.

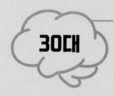

30대

특징

✦ 무의미 기억보다 의미 기억이 우세해진다. 사물을 제대로 이
해해 기억으로 정착할 수 있게 된다.

✦ 기억과 이해를 담당하는 초측두야의 성장이 절정에 달한다.

추천하는 뇌 사용법

○ 초측두야의 성장에 꼭 필요한 체험 학습을 주로 하자. 경
험을 통해 지식을 익히면 운동계·시각계·청각계·사고
계·이해계 뇌번지의 네트워크가 강화되어 뇌를 더 효율
적으로 쓸 수 있게 된다.

○ 20대에 배운 지식 중에서 흥미가 있는 분야를 철저히 파고들어 전문성을 갖추자. 뇌의 개성을 확립하는 데에 도움이 된다.

○ 20대 때부터 전문직에 종사해 온 사람 중에는 30대 중반 이후, 새로운 일을 하고 싶어 하지 않는 '뇌의 아저씨화'가 시작되는 사람도 있다. 그런 경우에는 아저씨화를 막기 위해서라도 일이든 취미든 간에 무언가 새로운 분야에 도전해 뇌를 활성화하는 것이 중요하다.

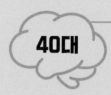

40대

✦ 이해력이 풍부하고, 뇌의 정신력·기술·체력이 모두 갖추어진
그야말로 뇌의 성숙기다!

✦ 정보를 분석하고 이해하는 초두정야의 성장이 절정에 달한다.

추천하는 뇌 사용법

○ 이해계 뇌번지가 발달해 고도화하는 연령대가 40대다.
자신이 배워서 이해한 내용을 다른 사람들을 위해 출력
하면 지식이 더 잘 정착될 뿐만 아니라 새로운 깨달음을
발견할 수 있다.

○ 자기 객관성과 응용력을 갖추고 있으므로 지금까지 쌓아 온 지식이나 배움을 사회에 환원할 수 있는 사고를 키우자. 독립해서 창업하기에 알맞은 시기이기도 하다. 사회와의 연결을 강하게 의식하면 인생에서 신기록을 수립할 수 있다.

○ 바쁜 와중에도 공부할 시간을 반드시 확보해야 한다. 이 시기에 새로운 공부에 도전하면 50대 이후 뇌의 능력에 차이가 생긴다.

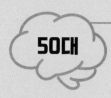

50대

✦ 예전보다 기억계 뇌번지의 쇠퇴를 실감하는 사람이 나오기 시작한다.

✦ 실행력이나 판단력을 관장하는 초전두야의 성장이 절정에 달한다.

추천하는 뇌 사용법

○ 50대 이후부터는 나이가 들수록 뇌에 노폐물이 쌓이기 쉬워진다. 수면의 질을 향상하고 정기적으로 운동하면 노폐물을 더 쉽게 배출할 수 있다. 수면과 운동 시간을 확보해서 뇌가 쇠퇴하지 않는 생활을 하는 것이 중요하다.

○ 사회적으로도 윗사람이 되므로 다른 사람의 이야기를 경청할 기회가 늘어나면서 청각계 뇌번지가 발달한다. 반면 현장에서 멀어지다 보니 운동계와 시각계 뇌번지가 쇠퇴하기 시작하는 사람도 나타난다. 걷기 운동을 습관화해서 운동계 뇌번지의 쇠퇴를 막아야 한다.

○ 다른 분야를 접해 보는 식으로 자신에게 끊임없이 설렘을 선사하는 것이 뇌를 쇠퇴시키지 않는 열쇠가 된다. 삶의 보람을 느끼지 못하는 사람에게는 10대나 20대 시절에 빠져 있던 음악이나 운동, 취미 등에 다시 도전해 보기를 권한다.

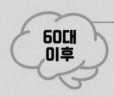

60대 이후

특징

✦ 이제껏 뇌를 어떻게 써 왔느냐에 따라 뇌의 능력이 크게 차이 나는 시기다.

✦ 운동 기능이 쇠퇴해서 운동계 뇌번지가 함께 쇠퇴하기 시작한다.

추천하는 뇌 사용법

○ 뇌의 구조는 쇠퇴하지만, 뇌세포의 성장력은 변함이 없으므로 일상에서 뇌를 얼마만큼 자극하느냐가 중요해진다. 손끝을 움직이거나 대화를 나누거나 새로운 취미를 찾는 등 뇌를 적극적으로 자극하자.

○ 신체와 뇌의 기능 쇠퇴를 분리할 수 없다는 사실을 자각하고 걷기, 손끝 사용하기, 안구 움직이기 등 전신을 골고루 움직여서 운동계 뇌번지가 쇠퇴하지 않게 한다.

○ 60대 이후에는 행동 범위가 좁아지지 않도록 새로운 커뮤니티를 개척하고 더 많은 사람과 만나야 한다. 어떤 행동을 하면 운동계·시각계·청각계 뇌번지를 자극할 수 있고, 다른 사람과 만나 대화를 나누면 기억계·전달계 뇌번지도 활성화된다.

○ 이야기를 나눌 기회가 줄어들면 언어 능력이 쇠퇴해 커뮤니케이션 능력도 떨어진다. 음독하는 습관을 기르는 것을 추천한다.

- 가토 도시노리,《늙지 않는 뇌 사용 설명서》, 태원유 역, (이새, 2020)

- 가토 도시노리,《머리가 단숨에 좋아지는!! 뇌 강화서(アタマがみるみるシャープになる!! 脳の強化書)》, (아사출판, 2010)

- 가토 도시노리,《뇌가 다시 젊어진다! 기억력 육성 훈련(脳が若返る! 記憶力育成ドリル)》, (다카라지마사, 2015)

- 가토 도시노리,《42세부터 머리가 좋아지는 뇌 강화서(45歳から頭が良くなる脳の強化書)》, (프레지던트사, 2021)

- 가토 도시노리,《뇌과학적으로 올바른 영어학습법(脳科学的に正しい英語学習法)》, (가도카와, 2022)

- 가토 도시노리,《일을 잘하는 사람의 뇌, 못하는 사람의 뇌(仕事ができる人の脳 できない人の脳)》, (Discover21, 2010)

- 가토 도시노리,《기억력 단련법(記憶力の鍛え方)》, (다카라지마사, 2014)

- 래리 스콰이어(Larry R. Squire),《기억과 뇌―심리학과 신경과학의 통합(記憶と脳―心理学と神経科学の統合)》, 가와치 주로(河内十郎) 역, (이가쿠쇼인, 1989)

옮긴이 황세정

이화여자대학교 식품영양학과를 졸업했으며, 동 대학 통역번역대학원 일본어 번역과 석사를 취득했다. 취미 삼아 시작한 일본어에 푹 빠져 번역가의 길을 선택했다. 번역서 같지 않다는 말을 최고의 칭찬으로 여기며 오늘도 자연스러운 문장을 만들기 위해 힘쓰고 있다. 현재 엔터스코리아 출판 기획 및 일본어 전문 번역가로 활동 중이다. 옮긴 책으로는 《컨디션도 습관이다》, 《작은 변화가 큰 성공을 만든다》, 《아침에 쓰는 미래 일기》, 《시시하게 느낀 잡담이 어떻게 직장생활에 무기가 되는가》, 《답이 보이지 않는 상황을 견디는 힘》, 《중독의 모든 것》, 《뇌 스트레스를 없애는 생활법》 등이 있다.

사소하지만 굉장한
어른의 뇌 사용법

1판 1쇄 발행 2023년 5월 26일
1판 2쇄 발행 2024년 3월 26일

지은이 가토 도시노리
옮긴이 황세정

발행인 양원석
디자인 김유진, 김미선
영업마케팅 윤우성, 박소정, 이현주, 정다은, 박윤하
해외저작권 임이안, 이시자키 요시코

펴낸 곳 ㈜알에이치코리아
주소 서울시 금천구 가산디지털2로 53, 20층 (가산동, 한라시그마밸리)
편집문의 02-6443-8855   **도서문의** 02-6443-8800
홈페이지 http://rhk.co.kr
등록 2004년 1월 15일 제2-3726호

ISBN 978-89-255-7647-3 (03510)